CONTRIBUTION A L'ÉTUDE

DE LA

FIÈVRE JAUNE

PAR

A. RODOLPHE DE VILLENEUVE

DOCTEUR EN MÉDECINE

ANCIEN INTERNE DE L'HOSPICE DE BICÊTRE

LYON

IMPRIMERIE DE A. STORCK

Rue de l'Hôtel-de-Ville, 78

1880

CONTRIBUTION A L'ÉTUDE

DE LA

FIÈVRE JAUNE

CONTRIBUTION A L'ÉTUDE

DE LA

FIÈVRE JAUNE

PAR

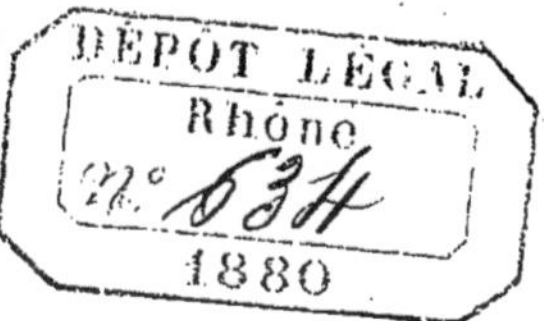

A. RODOLPHE DE VILLENEUVE

DOCTEUR EN MÉDECINE

ANCIEN INTERNE DE L'HOSPICE DE BICÊTRE

LYON

IMPRIMERIE DE A. STORCK

Rue de l'Hôtel-de-Ville, 78

1880

PRÉFACE

Le médecin, en présence des difficiles et intéressants problèmes avec lesquels il se trouve aux prises, n'a que deux moyens d'asseoir ses convictions : l'un est la tradition, moyen vicieux, car si la tradition mérite le respect de tous ceux qui s'occupent des travaux de l'esprit, et si elle s'impose à leurs études et à leurs méditations, le droit de libre examen est acquis à la science. C'est grâce à lui que chaque jour des questions obscures peuvent être scrutées sinon résolues. Le temps n'est plus où les disciples acceptaient la parole du maître comme vérité éternelle. L'autre moyen, celui de la science moderne, consiste à n'accepter la tradition qu'à titre de simple contingent, et à ne prendre pour guide que l'observation pure.

La tradition, surtout en médecine, est la source la plus féconde des préjugés. Elle devient, pour celui qui la suit aveuglément, la cause permanente d'erreurs auxquelles l'esprit s'habitue, et qu'il finit par admettre comme axiomes. Personne ne niera qu'il n'y a rien de plus préjudiciable au progrès que les idées toutes faites. Elles enfantent des préjugés d'où résulte une préoccupation si puissante qu'elle rend bien des esprits naturellement droits et désireux de secouer le joug de l'erreur; incapables de combattre des principes reconnus faux, que la conscience réprouve et que la raison repousse. Mais si, au lieu de suivre servilement la tradition qui enferme l'intelligence dans un cercle où elle tourbillonne sur elle-même, nous faisons table rase du passé, en demandant les secours de l'observation, des idées nouvelles surviennent, et nous pouvons lutter contre les ténèbres et les fantômes qui obsèdent l'esprit de tout homme soucieux de distinguer le faux du vrai.

J'ai eu l'occasion d'observer la fièvre jaune dans plusieurs pays, et c'est sans idées préconçues que j'ai étudié cette terrible maladie. En rédigeant ce mémoire, je n'ai eu pour guide que les observations que j'ai prises aux lits des malades, et les notes que j'ai pu recueillir sur des faits qui n'ont pas laissé de doute dans mon esprit sur leur valeur.

Il ne suffit pas que depuis le commencement du siècle un mouvement universel emporte la médecine dans une voie de progrès, grâce aux illustres savants répandus dans tous les pays civilisés, qui consacrent leur génie à éclairer leurs contemporains. — Ceux qui consentent à s'immobiliser dans un *statu quo* éternel sont bien coupables, — et il est du devoir de tous ceux qui ont pu observer et étudier de fournir leur contingent de méditations, de faits bien observés, de résultats obtenus : tel est le but que je me suis proposé.

Certes, la question qui fait le sujet de ce mémoire est loin d'être tranchée ; traitée bien souvent par les auteurs les plus graves, discutée par des savants du plus haut mérite, elle est encore bien obscure ; mais si je n'ai pas la prétention de proclamer une vérité éclatante, j'ai mis du moins tous mes efforts à combattre l'erreur, sans m'arrêter à l'illustration des noms qui la soutenaient.

La fièvre jaune présente encore bien des côtés douteux. Sa nature et sa cause sont encore à peu près inconnues, et il est à croire que notre siècle n'aura pas la gloire de découvrir la cause des épidémies, cet inextricable problème dont la solution échappe depuis tant de siècles aux recherches des savants du monde entier. Tout observateur qui a considéré les grandes épidémies dans leur marche générale, reconnaîtra, s'il est de bonne foi, qu'il n'est pas de mystère plus impénétrable. Que peut donc faire l'esprit humain pour satisfaire la soif insatiable de vérité qui le dévore ? Il recherche, il rassemble des faits, les compte, les apprécie, les compare, et se crée une hypothèse, une théorie, — comme Descartes, cet immortel génie dont la grande ombre se projette sur toute science, se faisait une morale provisoire. — Ainsi la marche du progrès n'est pas entravée. Si des observations nouvelles viennent renverser les théories admises, celles-ci disparaissent sans contestation.

Fidèle à ce précepte, je me suis rattaché à la doctrine miasmatique de la fièvre jaune, qui seule m'a paru pouvoir donner la possibilité d'étudier la maladie au point de vue pratique. — Nous reviendrons sur ce point en traitant de la nature de *la fièvre jaune*.

Il se présentera dans le courant de ce mémoire deux questions discutées depuis longtemps et toujours douteuses que je puis formuler ainsi :

1° « Pendant une épidémie de fièvre jaune, les personnes élevées dans le pays où règne la maladie, ou acclimatées, peuvent-elles être frappées par le fléau ? »

2° « Toute personne est-elle susceptible de contracter la maladie, sans distinction de race ou de couleur ? »

Questions délicates, qui ont divisé les médecins jusqu'à ce jour, et qui les diviseront probablement bien longtemps encore. Je ne vois qu'une façon de répondre. Elle consiste à reproduire le tableau des fièvres observées en temps d'épidémies chez les gens nés dans l'endroit où elles ont sévi, en regard des observations prises sur les étrangers. La difficulté que présente la question existe tout entière, pour moi, dans le diagnotic.

Je dirai quelques mots du traitement de la fièvre jaune. — Je ne crois pas qu'il y ait un spécifique contre cette maladie ; mais par l'association intelligente et raisonnée des médications dont l'expérience et l'observation clinique ont reconnu l'utilité, il sera souvent possible d'arracher à la mort des malades qui eussent infailliblement succombé s'ils eussent été livrés aux seules forces de la nature. — Je ne puis admettre avec quelques médecins, que la fièvre jaune, quand elle est légère, guérisse d'elle-même, et qu'elle résiste à toute thérapeutique quand elle est grave. Dans tous les cas, l'intervention de l'art est utile, soit qu'il faille adopter la méthode purement expectante, soit qu'il se présente des indications thérapeutiques que seul le médecin est capable de saisir et de remplir ; lui seul peut tenter tous les moyens rationnels et faire converger toutes les ressources de la médecine vers un but commun et suprême, la guérison du malade.

Ici je ne puis résister au désir de reproduire une belle page de la savante brochure (1) d'un médecin auquel sa vaste érudition et sa longue pratique ont conquis une juste autorité dans la Lousiane.

« .... C'est à coup sûr, dit le docteur Déléry, une de ces ma-
« ladies où la puissance et la prévoyance de la nature médi-
« catrice éclatent le plus manifestement. C'est là ce qui rend
« compte de ces cures miraculeuses que revendiquent,
« à leur propre gloire, toutes les méthodes thérapeutiques,
« tiques, peu soucieuses de rendre à César ce qui appartient
« à César. C'est généralement ce qui fait la fortune des char-
« latans, ces forbans de la médecine, que n'arrêtent ni le res-
« pect dû aux misères humaines, ni la douleur d'une famille
« en larmes, ni le spectacle lugubre et sacré de l'agonie.

(1) *Précis historique de la fièvre jaune*, par le Dr C. Déléry. Nouvelle-Orléans, 1859.

« Mais qui prétendra extirper du monde le charlatanisme,
« ce fléau moral mille fois plus hideux que le mal physique,
« cette vermine immonde attachée aux flancs de la société, où
« la maintiennent l'ineptie et la crédulité de la foule ? Il y a
« dans toute société, à quelque époque qu'on l'étudie, une
« certaine couche où les lumières n'arrivent qu'avec une
« peine infinie ; c'est à peine si le mouvement de la civilisa-
« tion s'y fait sentir. C'est là que tombent, pour y rester éter-
« nellement, tous les préjugés, toutes les superstitions, toutes
« les sottises humaines que l'on secoue en haut. Elle est
« comme le réservoir de la barbarie primitive, qu'elle garde
« en dépôt, et que dans les grandes agitations elle fait quel-
« quefois remonter à la surface. C'est là que fleurit le char-
« latanisme ; c'est là qu'il s'engraisse aussi bien aux dépens
« des petites que des grandes fortunes, car la grande richesse
« n'exclut pas la grande sottise. Le charlatanisme est sin-
« gulièrement aidé par la crédulité de l'esprit humain, par
« son amour pour le merveilleux, et par la haine envieuse
« de l'ignorance pour tout ce qui est science, particulière-
« ment pour la médecine.

« Les ignorants ont généralement une aversion invincible
« pour la science médicale ; ils lui préfèrent l'empirisme gros-
« sier qui consulte le grimoire, qui prescrit de porter des amu-
« lettes, ou qui fait usage de plantes sauvages dont les noms
« ne se trouvent pas dans les livres, ce qui est très important.
« Cette médecine-là est à la hauteur de leur génie ; quant à
« l'autre, elle n'a pas leur estime. Si elle la veut acquérir,
« qu'elle s'abaisse au niveau de leur vue ; ce n'est pas à eux
« de monter . . . .

« Puisque j'ai entamé ce chapitre, je veux l'épuiser. Ce n'est
« pas faire de la science, j'en conviens, mais c'est encore la
« servir que de secouer en passant les parasites qui l'embar-
« rassent dans sa marche. Indépendamment des charlatans,
« le monde est plein de bonnes gens qui prétendent en savoir

« plus que les médecins, et qui les contrecarrent en toutes
« choses. Excellentes gens, dira-t-on, et remplies de bonnes
« intentions. — Accordé ! Mais l'enfer lui-même est pavé de
« bonnes intentions. — A entendre ces personnes-là, elles sont
« toujours en possession de quelque remède merveilleux appli-
« cable à chaque cas particulier. Elles se proposent clandesti-
« nement et recommandent expressément que le mdecin de
« la maison n'en soit pas averti, renversant ainsi les rôles
« puisque ce serait au médecin à prémunir les malades contre
« le danger de leur pratique. — C'est le satanisme de l'orgueil
« joint au satanisme de la perfidie : — satanisme de l'orgueil
« puisqu'on revendique la gloire d'une cure dont on n'a pas eu
« le mérite ; satanisme de la perfidie, puisqu'on s'abrite der-
« rière le médecin en cas d'insuccès. Je sais que ces per-
« sonnes-là ne sont pas mal intentionnées, qu'elles veulent
« même le bien des malades dont elles ont la hardiesse d'en-
« treprendre la guérison ; mais je sais aussi que c'est l'orgueil
« qui les pousse, et qu'elles visent à la gloire singulière de
« dépasser, sans étude, des hommes qui ont pâli sur des livres
« de science. C'est aux personnes de cette nature que Bourda-
« loue faisait allusion quand il expliquait à son auditoire la
« volonté de perfection : « Cette volonté est que chacun soit
« dans le monde parfaitement ce qu'il est ; qu'un roi y soit
« parfaitement roi ; qu'un père y fasse parfaitement l'office de
« père ; un juge la fonction de juge ; qu'un évêque y exerce
« parfaitement le ministère d'un prélat ; que tous marchent
« dans la voie qui leur est tracée ; qu'ils ne se confondent
« point, et que les uns ne s'ingèrent point de ce qui est du
« ressort des autres ; car si cela était, et que chacun voulût
« se réduire à ce qu'il doit être, on peut dire que le monde
« serait parfait. »

. . . .

Cette digression faite par un médecin dont tout le monde
reconnaît le talent n'était certainement pas inutile. Elle rap-
pellera sans doute à tel père ou à telle mère qu'ils n'ont peut-

être pas fait assez de cas des conseils de l'homme de l'art pendant la maladie qui leur a emporté un enfant bien-aimé. Quant à moi, je pourrais, comme tout médecin pourrait le faire, citer plusieurs malheurs arrivés à cause de la trop grande crédulité ou de la coupable faiblesse de ceux qui se trouvaient auprès des malades gravement frappés. Pendant les épidémies que j'ai observées, certaines médications jouissaient de la plus grande faveur, et étaient appliquées envers et contre tout. Que de fièvres paludéennes, que de fièvres synoques, que de maladies légères, qui ne demandaient qu'à guérir, ont été baptisées fièvre jaune et sont devenues mortelles sous l'influence des manœuvres des personnes remplies de bon vouloir dont parle le docteur Déléry.

Pour être juste, il faut ajouter que les médecins eux-mêmes ont assumé une certaine part de responsabilité dans cette prostitution de l'art médical. Beaucoup d'entre eux ont une funeste tendance à se laisser glisser sur la pente facile... et bien dangereuse d'une pratique vulgaire. Trop souvent, ils consentent à s'en tenir à des préceptes qui ont une valeur très discutable, et à des faits particuliers isolés, d'où il serait bien difficile de tirer un corps de doctrine acceptable. Grâce à cette déplorable apathie, les sciences accessoires de la médecine ont envahi le champ de la pratique, à tel point qu'on serait tenté parfois de croire que l'art de guérir se résume à faire usage de plus ou moins d'instruments de physique!... Il est bien heureux que de temps en temps quelques esprits généreux luttent contre cet absurde quiétisme scientifique pendant que tant d'autres se laissent entraîner par le tourbillon des affaires. Il est à remarquer que toutes les doctrines médicales, si fausses qu'elles aient pu paraître, ont été le signal d'un progrès éclatant. Aujourd'hui l'éclectisme en médecine a rabaissé la science, et le dieu le plus honoré est la Routine. Un homme dont le nom revient toujours sous la plume, quand il s'agit de philosophie médicale, Reveillé Pâris, disait en 1849 : « On n'est entièrement ni solidiste, ni vitaliste , ni organicien , ni physiologiste Broussaisien, ni contro-stimuliste, mais on se dit positiviste expérimentaliste, c'est-à-dire empirique, et surtout clientèliste, si l'on peut, et autant que l'on peut. »

Certes, les phrases n'ont rien de flatteur, mais elles sont l'expression de la vérité. En Amérique, comme en Europe, la science médicale est en honneur parmi une certaine classe de la société initiée aux sciences et amie du progrès; mais l'envahissement de la routine est tel, le charlatanisme a si beau jeu, qu'un grand nombre de médecins renoncent à la lutte et consentent à propager, sous le couvert de leur autorité, des erreurs qu'ils pourraient faire disparaître , s'ils le voulaient. Ils pourraient ainsi arriver à être reconnus comme seuls juges compétents dans les questions qui intéressent directement la santé publique, et l'on ne verrait pas la vie des citoyens livrée à l'incurie de bureaux administratifs, comme cela a lieu en Louisiane.

Donaldsonville (Louisiane), août 1879.

ÉTUDE

SUR

LA FIÈVRE JAUNE

———

I.

HISTORIQUE. — DÉFINITION

Suivant les idées dominantes de chaque génération, les médecins ont voulu voir dans la fièvre jaune soit le *causus* décrit par Hippocrate, soit une gastro-entérite, soit une hépatite, soit une affection spéciale du foie, etc.... De là, les innombrables dénominations qui ont été données à la maladie qui nous occupe ici. Parmi ces dénominations, celle de *fièvre jaune* est assurément la plus convenable, parce qu'elle ne préjuge en rien sa cause et son siège anatomique ; mais remarquons en passant que cette dénomination a le grave inconvénient de laisser croire que la coloration jaune est un signe constant et pathognomonique de la maladie, ce qui n'est pas soutenable.

Les tentations faites par les auteurs les plus autorisés pour donner une bonne définition de la fièvre jaune ont échoué. Il est bien difficile de définir une maladie dont les causes sont encore obscures, et les symptômes variables et inconstants.

En consultant nos souvenirs et des relations d'épidémies

scrupuleusement étudiées, nous définirons à notre tour la fièvre jaune :

Une maladie propre aux pays chauds où elle règne ordinairement épidémiquement, et provenant d'une intoxication du sang qui occasionne une pyrexie à marche continue et qui est accompagnée de troubles nerveux, d'hémorrhagies passives, de suppression d'urine, d'une coloration jaune de la peau, de vomissements noirs, d'hémorrhagies sous-épidermiques ou sous-cutanées et de névralgies violentes ayant pour siège la tête, les reins, l'épigastre et les membres.

Nous voyons nous-même tout ce que cette définition a d'imparfait. Nous avons cherché à réunir les principaux caractères que peut présenter la maladie, tout en reconnaissant qu'aucun d'eux n'est spécial à la fièvre jaune, qui ne peut se reconnaître qu'à la coexistence de plusieurs d'entre eux.

Tout porte à croire que la fièvre jaune a été complètement inconnue des anciens. Dans les écrits d'Hippocrate on trouve la description de fièvres accompagnées de jaunisse et de vomissements noirs, mais ces fièvres appartiennent évidemment à la classe des remittentes ou à celle des intermittentes. La fièvre jaune serait d'origine américaine, s'il faut en croire J. Franck qui nous apprend qu'en 1493, lors du second voyage de Colomb, plusieurs Espagnols qui avaient accompagné l'illustre navigateur furent atteints de cette maladie, et Oviedo qui prétend qu'elle frappa en 1494 les premiers Européens qui tentèrent de s'établir à Saint-Domingue ou dans d'autres îles des Antilles. Mais que peut-on affirmer d'après ces auteurs, en présence de tant d'assertions différentes trouvées dans d'autres écrivains? L'histoire de la fièvre jaune est aussi obscure que celle de la syphilis. Ces deux maladies ont été cause de grands débats entre différents peuples qui se sont accusés mutuellement de se les être transmises. Toutefois, il paraît établi que la fièvre jaune n'a jamais sévi chez les Grecs, ni chez les Latins, ni sur les côtes de l'Asie mineure.

Nature et étiologie de la Maladie.

Nous admettons que la fièvre jaune est occasionnée par un miasme, mais nous croyons que cet agent morbigène rencontre dans l'organisme humain des influences qui lui sont complètement étrangères et qui peuvent favoriser son action ou la rendre nulle. C'est ainsi que nous expliquons la non-réceptivité des individus nés ou acclimatés dans les pays à fièvre jaune, et la réceptivité plus ou moins grande des étrangers chez qui la maladie se présente sous les formes les plus variées, selon leurs idiosyncrasies.

Le professeur Charles Robin définit les miasmes : « des particules des substances organiques, altérées, volatiles ou emportées par les liquides lors de leur évaporation, qui proviennent des tissus animaux ou végétaux en voie de décomposition, des déjections, des exhalations pulmonaires ou sudorales d'animaux sains et malades, et déterminent alors des accidents différents. » Cette définition nous paraît aussi complète que possible dans l'état actuel de la science, mais nous nous permettrons de lui reprocher d'expliquer par la doctrine miasmatique toutes les maladies sans tenir compte du malade.

Depuis que la chimie a fait irruption dans le domaine de la clinique, on est beaucoup trop porté à croire à la préexistence des germes, et nous gardons le souvenir des spirituelles railleries que le bon sens public a adressées, à la Nouvelle-Orléans, à des médecins fort honorables du reste, qui consacraient tous leurs soins et toutes leurs facultés à chercher à saisir le germe coupable. On oublie trop qu'il faut tenir compte de la spontanéité des maladies, qui constitue un des attributs de l'organisme, et dont le rôle est si considérable dans les fièvres. Quoique l'existence d'un germe miasmatique peut-être végétal, mais plus probablement animal, ne puisse être révoquée en doute dans l'étiologie de la fièvre jaune, il est au moins inutile de chercher à saisir sous une forme déterminée ce qui est encore si obscure et si complexe. Les doctrines parasitaires sont actuellement en grand honneur, mais leurs partisans oublient combien il y a loin entre une séduisante hypothèse et une réalité scientifique.

Nous admettons comme tous les médecins que l'exposition à une chaleur trop ardente, ou au froid humide, que les excès, les fatigues, la peur, et tant d'autres causes qui ont été citées cent fois, peuvent favoriser l'invasion de la maladie ; mais nous ne saurions admettre que ces causes, quelque grand que puisse être leur nombre, suffisent à l'occasionner. Le docteur Déléry, de la Nouvelle-Orléans, partageait cette manière de voir, quand, dans son *Historique de la fièvre jaune*, il écrivait : $+ X$, — après avoir cité toutes les causes de cette maladie. — Cet X, — ce *quid divinum* des anciens, nous l'appelons, nous, *reciptivité individuelle*. — La question n'en devient certainement pas plus claire ; mais elle le deviendra peut-être, si l'on néglige un peu la chasse aux germes, pour l'étude de l'homme considéré par rapport à l'aptitude qu'il peut avoir à servir de milieu favorable au développement de ces terribles fléaux contre lesquels on ne pourra lutter victorieusement qu'à partir du jour où la science sera parvenue à faire subir à l'organisme humain des modifications telles, qu'il se montrera réfractaire aux maladies épidémiques. L'étude de l'acclimatation et de l'acclimatement devra servir de base aux travaux qui seront entrepris pour la solution de ce problème grandiose.

Dans la fièvre intermittente qui, comme celle de la fièvre jaune, a une origine miasmatique, il y a un empoisonnement provoquant des *accès* qui marquent l'élimination des miasmes morbigènes, et qui reparaissent de nouveau à des intervalles fixes sous l'influence des germes laissés dans l'organisme par les miasmes chassés par la sueur à chaque accès; dans la fièvre jaune, le germe morbigène se conduit autrement, et ne se manifeste que dans des conditions favorables à son développement. Il faut, suivant une expression du professeur Jaccoud, de Paris, qu'il rencontre un *territoire organique* propice; sinon, il rentre dans l'inaction, il reste à l'état latent, jusqu'à ce qu'un changement local ou atmosphérique vienne faciliter son extension; alors il pullule, se répand, il rayonne : il y a alors *épidémie*.

Cette théorie miasmatique nous a paru la seule acceptable dans l'état actuel de la science.

Ce sont certainement les voies respiratoires qui sont les premières atteintes par le miasme qui produit la fièvre jaune, mais ce miasme est évidemment modifié par les conditions météorologiques et électriques de chaque pays. C'est ainsi qu'il est possible d'expliquer les différences qui se manifestent dans la maladie, suivant qu'elle se déclare dans tel ou tel pays. Une fois absorbé, le miasme agit sur le grand sympathique, et surtout sur le plexus solaire, d'où partent les rameaux nerveux qui se rendent aux différents organes qui sont impressionnés dès le début de la maladie. Cette atteinte que subit le plexus solaire permet en même temps d'expliquer la rachialgie qui marque le début de l'invasion de la fièvre jaune. Il serait impossible de nier l'influence directe qu'exerce le miasme sur le plexus solaire, car dans tous les cas de fièvre jaune, les troubles hépatico-gastriques sont les seuls constants.

Il faut un certain temps entre l'absorption du poison et la manifestation de ses effets. Une maladie infectieuse, en un mot, a une période d'incubation. Il est impossible d'assigner

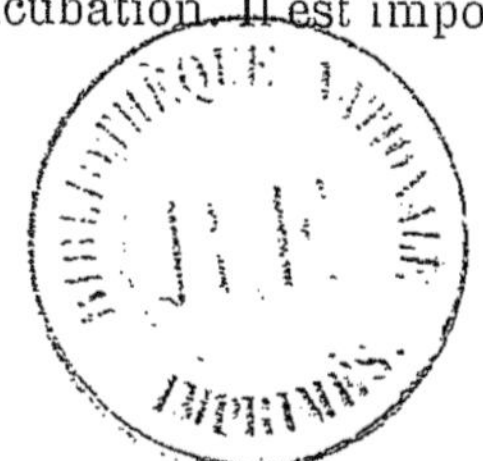

une durée précise à cette période. On cite des faits très re-marquables qui prouvent que cette incubation peut être très longue. Du reste, on ne saurait nier que plusieurs circons-tances peuvent faire varier singulièrement le temps d'incu-bation des maladies infectieuses. Chez un sujet robuste, placé depuis un certain temps dans le foyer d'infection, s'il n'est affaibli par le chagrin ou des excès, l'incubation sera longue; son organisme réagira plus efficacement sur l'agent véné-neux; le contraire arrivera chez une personne fatiguée et épuisée. Ce sont presque toujours les sujets les plus vigou-reux qui sont atteints les premiers; la dose de poison n'est pas indifférente: plus elle est considérable, plus vite elle manifeste ses pernicieux effets.

La fièvre jaune ne frappe généralement qu'une fois le même individu : je dis généralement, car il y a des cas de récidive bien authentiques, comme il y a des cas de récidive pour la rougeole et la variole; ce sont des exceptions. Les femmes sont moins gravement frappées que les hommes; toutefois les femmes enceintes devront être exceptées, car chez elles la fièvre jaune est presque toujours mortelle et amène fata-lement l'avortement.

La fièvre jaune est-elle contagieuse?

Voilà une question qui a été le signal de débats entre les médecins, débats qui n'ont pas été exempts d'ardeur et de passion. Puisqu'il m'incombe ici de donner mon opinion à ce sujet, je le ferai avec conscience et conviction, et sans garder la prudente réserve de ceux qui cherchent à donner satisfaction aux opinions les plus contradictoires. Commençons par bien exposer la question, afin de pouvoir l'éclaircir, si nous ne pouvons pas la résoudre.

Nous avons admis que dans la fièvre jaune il y a un germe animal, cause de la maladie, susceptible de se répandre dans l'air et de frapper les sujets aptes à le recevoir. Mais s'il y a des germes auxquels il est impossible de ne pas accorder un principe contagieux, disséminé dans l'air et susceptible d'aller impressionner, à distance, un individu fort éloigné de celui qui l'a émis, il est impossible aussi de ne pas reconnaître qu'il est d'autres principes délétères pouvant également transmettre la maladie à distance, *sans que ces principes émanent d'un individu déjà malade*, ce qui les différencie suffisamment des germes contagieux. La variole, la coqueluche, la scarlatine sont des exemples irrécusables des maladies vraiment contagieuses, c'est-à-dire de celles qui sont produites par des germes morbifiques transmis par l'intermédiaire de l'air et provenant d'un individu malade. La fièvre intermittente, au contraire, qu'on n'a jamais accusé sérieusement d'être contagieuse, est cependant transmise par un principe morbigène ayant l'air pour véhicule. Ce germe morbifique peut être transporté à de grandes distances, et l'influence des vents sur la manière dont ce transport s'effectue ne peut être révoqué en doute. Tous les médecins qui ont exercé leur profession dans des pays marécageux ont remarqué que, dans les endroits voisins des marais, sources, où naissent les miasmes paludéens, ce sont les individus placés dans la direction des vents les plus fréquents qui se trouvent le plus souvent affectés de fièvres intermittentes. Un obstacle peut souvent suffire à préserver une localité : on a vu une forêt, une maison, un mur même mettre obstacle aux migrations des miasmes paludéens. L'air n'est pas le seul véhicule de ces miasmes. Ils peuvent se trouver mêlés à l'eau. C'est un fait qui est mis hors de doute par cette relation de Marchal (de Calvi) :

« Des soldats s'embarquent avec de l'eau puisée dans un marais, et, pendant la traversée, ils sont pris en grand nombre de fièvre, tandis que la santé se maintient dans l'équipage qui fait usage d'eau saine. Le miasme était en bouteille. »

Il est aujourd'hui prouvé que le miasme paludéen peut être emmagasiné dans une certaine quantité d'air qui en serait saturé.

D'après ce qui précède, nous sommes donc autorisé à conclure que, dans certaines conditions, les miasmes peuvent être transportés à des distances indéterminées et qu'ils forment ainsi un foyer d'infection qui conserve les mêmes propriétés délétères que les endroits où ils ont pris naissance. C'est ce qui a souvent lieu pour la fièvre jaune. Cette maladie se développe dans des conditions spéciales de sol, de climat, de température, et l'on sait qu'elle ne règne que près de la mer. Or, dans des pays tels que l'Espagne, la France, où ces conditions ne se trouvent pas réunies, il semblerait que la fièvre jaune dût être inconnue, tandis qu'elle y a souvent fait apparition. Ce fait est facile à expliquer d'après les considérations dans lesquelles nous sommes entré au sujet des miasmes. Un navire peut être infecté dans un endroit où sévit la fièvre jaune, et enfermer dans sa cale les miasmes

qui la produisent. Tout individu entrant dans la cale de ce
navire se trouvera donc dans les mêmes conditions que ceux
qui passeraient dans une localité des Antilles ou de l'Amérique
du Sud où régnerait la maladie. C'est ainsi qu'ont été frappés
des ouvriers travaillant au déchargement de navires arrivant à St-Nazaire, après avoir séjourné à la Havane où la
fièvre jaune sévissait. La fièvre jaune était venue à eux.

La contagion de la fièvre jaune n'est pas admissible.
Seules, les personnes qui se trouvent dans un endroit infecté
peuvent être frappées, et il est impossible que la maladie se
transmette d'individu à individu. Il faut qu'il y ait un foyer
d'infection. Je me refuserai à admettre la contagion toutes
les fois qu'il s'agira d'une maladie qui, tout en se montrant
réfractaire à tous les moyens de contagion directs, aurait la
propriété de se répandre à profusion, par l'intermédiaire de
l'air atmosphérique, de façon à produire en peu de temps de
grandes et terribles épidémies. Il y aurait un défaut
de logique à me répliquer que les maladies essentiellement
contagieuses, comme la variole et la scarlatine, sont aussi
transmissibles par l'air. Nous avons déjà établi la différence
essentielle qui existe entre l'origine des causes qui produisent les maladies contagieuses et celles qui produisent les
maladies non contagieuses, comme la fièvre jaune. Les maladies contagieuses, du reste, gardent toujours la propriété de
se transmettre par tous les moyens de contagion, ce qui
n'existe pas par la fièvre jaune. Le miasme peut être ren-
fermé dans des ballots, dans des caisses, dans des étoffes de
laine, et être absorbé par des sujets susceptibles de contracter la maladie, mais jamais l'organisme humain ne pourra se
trouver dans des conditions telles qu'il puisse directement
propager la maladie. Mélier, dans son rapport sur l'épidémie
qui a éclaté à St-Nazaire, croit avoir constaté un cas de
contagion d'homme à homme ; mais ce savant médecin ne

prouve pas que la victime n'a pas été atteinte par les miasmes sortis de la cale du navire porteur de la maladie, et il serait au moins étrange, si la contagion pouvait être admise, que ce cas fût le seul que Mélier ait pu constater.

La fièvre jaune est une maladie essentiellement *endémique*. Or, l'endémie se distingue d'une façon très nette et très tranchée de la contagion. Une maladie règne dans une localité, presque tous les individus qui l'habitent et *susceptibles de la contracter* sont frappés de même que ceux qui, venant du dehors, sont capables d'être atteints. Les malades peuvent quitter le foyer d'infection, succombent, ou guérissent plus ou moins loin du centre de l'épidémie, mais ne communiquent pas la maladie aux personnes qui les entourent et les soignent. En un mot, ils ne peuvent agrandir la sphère du foyer d'infection où ils ont été atteints. Les contagionnistes allèguent en faveur de leur cause, que des individus vivant dans un foyer de fièvre jaune, ou y étant venus accidentellement et s'étant trouvés en rapports directs avec des sujets malades, ont succombé à la maladie régnante. Etrange aberration ! La fièvre jaune n'était-elle pas survenue par le seul fait du temps passé dans un endroit infecté, plutôt que par la transmission ?

Une distinction plus difficile à établir, c'est celle qui existe entre la contagion et l'épidémicité. Pour le vulgaire, toute maladie épidémique est forcément contagieuse. Je ne parle pas seulement des classes ignorantes, mais aussi de bien des esprits éclairés qui sont sur ce point d'une vulgarité désespérante.

« Il y a longtemps, dit Gaillard, que Pascal a dit qu'il est de « ces croyances, relatives aux causes, qu'il faut savoir laisser « en circulation, quand on ne peut les remplacer par une expli-

« cation meilleure, témoin la lune à laquelle on attribue le
« pouvoir de ronger les pierres des monuments. Quand ces
« croyances sont aussi innocentes, il n'y a pas grand inconvé-
« nient à les respecter ; mais quand, comme celles de la conta-
« gion, elles excitent la férocité des populations...... non
« seulement ces croyances ne sont plus respectables, mais il
« est du devoir de tout homme qui les sait fausses de se lever
« pour les combattre, n'eût-il rien à proposer pour les rem-
« placer, après les avoir détruites.

« Il y a vingt ou trente ans, on était moins enclin à voir
« partout l'influence de la contagion. Comment se fait-il que
« tout le terrain conquis par les vaillants esprits qui ont éner-
« giquement lutté au commencement du siècle, soit aujour-
« d'hui perdu ? Serait-ce parce que la politique donnant aux
« masses une plus grande part dans l'action gouvernementale,
« ces masses auraient marqué leur empreinte jusque sur les
« idées médicales ? Cela ne serait pas impossible, car la
« crainte de la contagion est une de celles qui sont le plus
« fortement ancrées dans l'esprit du peuple. »

« Quant à nous, ajoute le savant médecin, sachons ignorer ;
« c'est la seule manière de prouver que nous savons quelque
« chose, et ne nous contentons pas de déclaerr une maladie
« contagieuse, pour nous éviter la peine de rechercher com-
« ment elle se développe..... »

Sans entrer, au sujet de l'endémicité et de l'épidémicité de
la fièvre jaune, dans des considérations plus générales et qui
appartiennent à la pathologie générale, disons quelques mots
de l'importation de cette maladie. La fièvre jaune peut être
importée, mais il est bien entendu que la possibilité de son
importation n'implique en rien sa contagiosité. Dans toute
maladie épidémique, l'importation ne peut, du reste, jouer
qu'un rôle très secondaire. Dès qu'une maladie a élu domicile
dans un endroit qui est favorable à son développement, une
cause très générale que nous désignerons sous le nom d'*in-*

fluence épidémique, préside à sa diffusion ; et, comme nous le verrons plus tard, cette influence épidémique est telle qu'elle imprime son cachet sur toutes les maladies intercurrentes.

La recherche de l'importation d'une maladie contagieuse a le grand tort de permettre toujours de trouver un coupable ou un prétendu coupable que tout le monde charge à l'envi. En 1865, le choléra éclata à Marseille ; un bateau arrivant à Alexandrie avait séjourné dans le port, et il fut accusé d'avoir communiqué le fléau, quoique le choléra n'eût éclaté à son bord que trois jours après son départ de Marseille. Les Marseillais, au lieu de prétendre, comme ils le firent, qu'on les avait livrés en pâture au choléra en permettant à ce bateau d'entrer dans le port, auraient mieux fait d'observer que probablement il avait gagné la maladie dans ce même port déjà infecté. Deux ans après, l'exposition de Paris amenait des rapports incessants entre la France et l'Italie, dans un moment où ce dernier pays était infecté par le choléra, et Marseille n'eut pas un seul de ses habitants frappés.

Les mesures de précaution dictées par la routine contre l'importation de la fièvre jaune, si rigides qu'elles puissent être, n'empêcheront jamais une épidémie d'avoir lieu, et les populations qui auront accordé quelque confiance à ces mesures, ne voudront jamais croire qu'elles auront été strictement observées le jour où la maladie les frappera, ce qui ne manquera pas d'avoir lieu si l'épidémie *doit* survenir. De là, un redoublement de sévérité de la part des administrations peu consciencieuses ou peu indépendantes, et des actes de sauvagerie dont il n'y a eu que trop d'exemples.

J'ajouterai que la population qui se voit trompée dans l'espoir qu'elle avait conçu d'être préservée, offrira une plus grande prise au fléau ; la quarantaine aura fait le jeu de la fièvre jaune.

Assez d'autres ont dit avant moi les conséquences néfastes de la quarantaine sur la santé des passagers arbitrairement tenus loin du port où ils veulent entrer. Observons seulement que la meilleure preuve que les mesures quarantainaires sont mauvaises, c'est que malgré tous les Calchas de la contagion elles ne sont plus guère mises en vigueur et que cependant les maladies épidémiques sont moins fréquentes, moins meurtrières que dans le temps où on leur imposait tant de ridicules barrières !

En cela, comme en bien des choses, la liberté de chacun devait être respectée, et les gouvernements qui tolèrent les mesures quarantainaires ont une étrange façon de comprendre leur mission !... Le philosophe qui a dit qu'il fallait un demi-siècle pour abolir un préjugé, ne serait peut-être pas aussi généreux envers le genre humain s'il vivait de nos jours. Valentin, Dalmas, Devèse qui ont étudié la fièvre jaune à Saint-Domingue, Lefoulon, Rouvier, Gilbert, Decourt, Guyon, qui l'ont observée dans les Antilles, et tant d'autres praticiens éclairés et consciencieux que nous pourrions citer, sont d'accord pour regarder cette maladie comme infectieuse, et se produisant toujours suivant le même processus, mais avec des formes différentes.

Il résulte de ce que nous venons de dire que la fièvre jaune est une maladie provoquée par une cause locale. D'après les calculs de Champesne, la quantité de l'agent miasmatique animal produisant les maladies infectieuses décroît en raison directe du cube des distances du foyer d'où il part. Cette loi n'est pas toujours rigoureusement vraie, car il n'est pas rare de voir des localités où sévissent des fièvres infectieuses, à côté d'autres localités parfaitement saines.

En général, les agents toxiques occupent les couches inférieures de l'atmosphère, et ne s'élèvent pas à une certaine hauteur. C'est un fait que nous avons constaté bien des fois.

Il est même impossible à un individu de *s'acclimater* dans un pays où règne la fièvre jaune, s'il habite sur une montagne. Je me rappelle un fait tout à fait remarquable. En 1876, pendant la révolution cubaine, j'habitais une localité située sur les hauteurs qui avoisinent Santiago de Cuba, et malgré le grand nombre de soldats européens non acclimatés qui s'y trouvaient pour protéger les plantations contre les attaques des insurgés, je n'ai pas constaté un seul cas de fièvre jaune, pendant qu'à Santiago de Cuba, au contraire, les hôpitaux étaient pleins de malades frappés par le fléau. Mais un ordre étant arrivé, qui forçait les soldats résidant dans la montagne de descendre dans la ville très promptement, plusieurs d'entre eux contractèrent la maladie et moururent. Beaucoup de créoles cubains nés et élevés dans les montagnes ont été également frappés quand l'insurrection les a obligés de chercher un abri dans la ville. Ce sont sans doute des faits de ce genre qui ont fait croire à quelques médecins que la fièvre jaune pouvait atteindre les personnes nées dans les pays où le fléau est endémique. Ces médecins n'ont pas considéré que, se trouvant hors de la zone atmosphérique infectée, les individus dont nous parlons n'avaient pas pu s'acclimater. Nous reviendrons là-dessus.

Dans l'état actuel de la science, il est à peu près impossible de préciser à quelle hauteur peut s'élever les miasmes morbifiques. Ce que l'on sait de plus précis à ce sujet, c'est que les vents, suivant qu'ils sont plus ou moins rapides, favorisent plus ou moins la dissémination des miasmes. Tout porte à croire que les grandes pluies les font disparaître momentanément.

Pour nous résumer, nous dirons que, quant à son étiologie, la fièvre jaune est une maladie infectieuse, endémique dans les pays où elle sévit épidémiquement, et non contagieuse.

Anatomie pathologique.

Toute la peau est le siège d'une coloration jaune de citron, coloration qui a valu pendant longtemps à la maladie qui nous occupe la dénomination de fièvre de Siam (Volney). On retrouve cette coloration chez ceux qui ont succombé à la fièvre jaune, même quand leur tégument externe n'a pas éprouvé de modification, quant à la couleur, pendant le cours de la maladie. Je ne crois pas que cette coloration ait manqué dans aucun cas. Elle peut toutefois n'exister qu'aux aisselles et aux joues. Le plus souvent on constate la présence d'ecchymoses violacées, foncées, sur plusieurs parties du corps, ecchymoses qui proviennent d'hémorrhagies survenues après la mort. En même temps on observe des traces d'hémorrhagies interstitielles qui ont eu lieu pendant la vie. Il est plus que probable que ce sont les éléments du sang qui produisent la coloration jaune et les ecchymoses : le principe jaune du sang s'isole pour s'infiltrer dans les tissus et leur donner une teinte ictérique, pendant que les principes noirs donnent lieu aux ecchymoses. Les hémorrhagies interstitielles s'observent surtout aux paupières et au front. Le sang est épanché hors des vaisseaux et sort de plusieurs organes. Outre les pétéchies et les ecchymoses de dimensions variables qu'on observe sur la peau, on constate encore un certain degré d'injection des conjonctives. Les paupières, le front, les joues, présentent des plaques, des taches violacées, qui disparaissent, comme l'a observé François Pariset, quand on incise la peau dans leur voisinage. Le tissu cellulaire intramusculaire est souvent pénétré. Je me souviens avoir vu un malade chez lequel le scrotum était devenu noir par infiltration du sang. Avant la mort, le médecin qui le traitait avait pensé à la gangrène. Chez le même individu, nous avons constaté des hémorrhagies s'effectuant par les gencives, la langue, la voûte palatine et le rectum. Ces dernières hémorrhagies *post mortem* ne sont pas rares. J'en ai trouvé de fréquentes relations dans plusieurs auteurs.

En examinant le cadavre d'un sujet mort de fièvre jaune, on serait tenté de croire que la putréfaction se déclarera plus vite que sur d'autres cadavres. Cela peut effectivement avoir lieu, et c'est ce qui justifie les mesures autoritaires prises pour faire promptement inhumer les morts pendant les épidémies. La raideur cadavérique a été souvent observée immédiatement après la mort, ou peu de temps après ; mais j'ai vu des sujets chez lesquels la chaleur a persisté long-temps.

Si on considère les désordres graves et constants qui surviennent à la suite de la fièvre jaune, dans les organes circulatoires et dans le sang, et qu'on rapproche ces désordres aux hémorrhagies multiples qui s'observent avant et après la mort, on sera convaincu que c'est dans le sang que se trouve la plus importante lésion anatomique. Le sang, en effet, ne se trouve plus dans ses conditions normales, il ne peut plus stimuler le système nerveux. La circulation dans les capillaires est paralysée, et le foie subit une transformation graisseuse. Le tube digestif présente de nombreuses ecchymoses, et l'estomac est souvent plein de caillots.

Nous n'avons fait que trois autopsies de malades morts de la fièvre jaune, aussi ne pouvons-nous pas nous étendre sur l'anatomie pathologique de cette maladie. Nous nous bornons à signaler ce que nous avons vu, nous réservant de faire des recherches ultérieures si l'occasion s'en présentait.

Début, marche et symptômes de la Maladie.

Dans la grande majorité des cas, l'invasion de la fièvre jaune est brusque. Le malade accuse un violent mal de tête frontal ou occipital. Il sent de petits frissons passagers qui occasionnent un malaise et une agitation très pénibles. Les yeux sont brillants, rouges, et, dans les cas très graves, il y a injection de la sclérotique. La respiration est gênée, il y a souvent un peu de toux ; une expression d'étonnement se remarque dans les traits, et la pression au niveau de l'estomac est très douloureuse. Souvent il y a dans cet organe un sentiment pénible de plénitude qui occasionne des nausées. En même temps, il y a une douloureuse rachialgie s'irradiant vers l'estomac, les cuisses, le foie et les jambes. Cette rachialgie peut être assez violente pour arracher des cris au malade; quelquefois des crampes aux mollets viennent encore s'ajouter à ses souffrances. La peau est sèche, mordicante, et le pouls est fréquent.

Au début de la maladie, le thermomètre ne marque que 39°5, ou 40° ; rarement 41°. Nous n'avons noté cette dernière température que dans deux cas qui furent accompagnés de délire, dès l'invasion de la maladie, ce qui est très rare.

Il y a souvent des phénomènes de rémittence au début, mais la fièvre est, à proprement parler, continuée pendant rois, quatre ou cinq jours. Vers la fin du deuxième jour, le malade est plus agité, et une sueur plus ou moins abondante se déclare pour disparaître bientôt. C'est à ce moment-là que l'urine commence à diminuer de quantité, ou à disparaître complètement. Traité par l'acide nitrique et la chaleur, ce liquide présente un précipité albumineux considérable; nous n'avons jamais constaté de teinte verdâtre. Vers le troisième jour, les vomissements bilieux ou muqueux qui souvent accompagnent le début de la maladie, se répètent plusieurs fois en peu de temps, et le pouls tombe souvent à 50. La rougeur qu'on avait remarquée sur tout le corps devient plus sombre; le malade ressent une sensation de brûlure dans l'œsophage, et c'est alors seulement qu'a lieu le vomissement noir. A la même époque, l'ictère apparaît, et dans les cas où il manque, la peau prend une teinte livide; les douleurs sont exaspérées; la constipation qui s'était montrée au début fait place à la diarrhée, et les selles contiennent du sang venant de l'estomac. Depuis que la maladie s'est déclarée, le malade n'a pas dormi; son inquiétude est augmentée; il est tourmenté par la soif, et son agitation est extrême, excepté dans les cas extrêmement graves, où il y a coma.

Dès le quatrième jour les hémorrhagies se généralisent; les gencives gonflées se recouvrent de sang, et ce liquide s'écoule souvent par les fosses nasales, les oreilles et même par les conjonctives. Au cinquième jour, la langue est sèche, noire, fendillée, douloureuse, et l'on voit souvent le pouls s'abaisser, la chaleur tomber, et la mort arriver le plus souvent au milieu de vomissements copieux.

Le cinquième jour, est le jour critique de la fièvre jaune. A cette époque de la maladie, il est permis au médecin de condamner ou de répondre du salut de son malade, sauf des complications ultérieures. Si la chaleur et le pouls tombent, si le hoquet survient et que les vomissements ainsi que les hémorrhagies passives ne s'arrêtent pas, le malade mourra quatre-vingt-dix-neuf fois sur cent. Au contraire, si la chaleur se maintient et que le pouls garde une fréquence en rapport avec la température, l'on voit une légère transpiration se montrer, en même temps que des selles bilieuses, et le retour régulier des sécrétions marquent la fin heureuse de la maladie.

Les rechutes sont à redouter, même quand tous les symptômes ont disparu. Un excès de nourriture, une promenade nocturne, des excès vénériens peuvent être le signal du retour de la maladie, et il est très rare que le malade puisse résister à une seconde atteinte.

La durée de la fièvre jaune variera entre 5 et 8 ou 10 jours, dans les cas de moyenne intensité. Ce ne sera que dans les cas très bénins qu'on verra la guérison survenir au bout de 3 ou 4 jours.

Parmi les symptômes de la fièvre jaune que nous venons de passer en revue, il en est trois surtout qui ont une grande valeur : l'ictère, les vomissements noirs, et la rachialgie, les phénomènes morbides qui se rencontrent du côté de la vessie étant communs à toutes les fièvres graves. Mais aucun de ces symptômes ne pouvant servir à caractériser la maladie, nous allons nous arrêter à chacun d'eux, afin de pouvoir mieux poser les bases du diagnostic.

La *rachialgie* est un symptôme qui ne manque jamais au début de la fièvre jaune, et qui se présente avec des caractères particuliers qui l'ont fait désigner par le mot de *coup de barre*. A peine le malade est-il atteint par la maladie, qu'il ressent des douleurs violentes dans les lombes, douleurs qu'on a comparées avec raison à celles qui accompagnent le début de la variole; elles se propagent dans le dos et vers la tête, à l'estomac et à tous les membres.

La rachialgie, quand elle se présente avec une grande intensité, est un symptôme précieux; mais il ne faut pas lui accorder une confiance aveugle, car toutes les fièvres s'accompagnent d'une douleur lombaire plus ou moins considérable. C'est ainsi qu'on rencontre le même symptôme dans les fièvres intermittentes ou continues, dans les fièvres éruptives, et dans les pyrexies symptomatiques de lésions organiques fort diverses. On connaît le rôle qui joue la moelle dans la production des phénomènes pathologiques qui accompagnent les fièvres. Foderé a même établi dans ses leçons sur les épidémies, que la cause prochaine des fièvres d'accès parait consister dans une subirritation de la moelle de l'épine, d'où tout le système nerveux est sympathiquement affecté. La rachialgie, considérée en elle-même, n'est qu'un symptôme aussi banal que la céphalalgie qui l'accompagne toujours ; elle est liée au processus de la fièvre, quelle qu'en soit la nature, mais elle lui est plus subordonnée, car elle peut présenter une grande intensité sans que pour cela la fièvre soit excessive. *Mais* nous avons remarqué que c'est seulement au début de la fièvre jaune qu'on rencontre des *douleurs lombaires excessives accompagnées de douleurs à l'épigastre et de nausées*, quand ces deux derniers symptômes ne peuvent pas être attribués à un état particulier du malade. Quant à la céphalalgie et aux douleurs des membres qui accompagnent la rachialgie, elles n'ont qu'une valeur secondaire, puisqu'elles sont un phénomène toujours lié aux douleurs lombaires.

Le *vomissement noir* est dû à l'hémorrhagie de la membrane muqueuse de l'estomac. Le sang rejeté par les malades atteints de fièvre jaune n'est jamais vermeil et pur ; presque toujours il est semi-fluide, mêlé aux matières contenues dans l'estomac, et les altérations qu'il a subies lui donnent l'aspect du marc de café ou de la suie. Le vomissement s'effectue sans efforts : il semblerait que les malades crachent, et que leur bouche s'est remplie spontanément. Immédiatement après, une partie du sang versé dans l'estomac est digérée, et en passant par l'intestin, il colore en noir les selles. Quelquefois le vomissement manque et ce n'est que dans les garde-robes qu'on retrouve les traces de l'hémorrhagie ; mais dans ce cas-là le malade accuse une douleur dans la région épigastrique, il ressent un frisson, et a quelques nausées.

On a voulu faire du vomissement noir un signe pathognomonique de la fièvre jaune. Cette manière de voir nous semble absolument erronée. Il n'existe aucune distinction à
faire entre la gastrorrhagie des malades atteints de fièvre
jaune, de celle qui a lieu soit dans les cas d'obstacle au cours
du sang dans la veine forte, soit dans les maladies pestilentielles, et particulièrement dans certaines formes graves de
la fièvre intermittente. Pour nous, le vomissement noir n'est
pas un signe, mais une *complication* de la fièvre jaune, dont
il hâte presque toujours la terminaison funeste. De toutes les
hémorrhagies internes, celle de l'estomac est, suivant Gen-
drin, celle qui brise le plus les forces. Pendant l'épidémie
que j'ai observée en Louisiane en 1878, un grand nombre
d'enfants ont succombé à des fièvres pernicieuses baptisées
fièvre jaune, et presque tous ont vomi du sang.

Or, beaucoup de ces petits malades ont succombé après
quelques heures de maladie, et dans la fièvre jaune, le vomissement noir n'a lieu qu'au bout de quarante-huit heures
environ. Au début de la maladie, on n'a guère pu observer
que des vomissements muqueux, tandis que dans la fièvre
intermittente à forme pernicieuse, la gastrorragie apparaît
fréquemment dans les cas très graves dès le début de l'accès.
Il y aurait même là, selon nous, un élément de diagnostic
différentiel, qui n'est pas à dédaigner, surtout si l'on considère combien sont nombreuses les causes d'erreurs.

Outre l'influence épidémique qui donne à toutes les fièvres
le cachet de la fièvre jaune, il est une forme de fièvre intermittente pernicieuse, la forme ictérique, qui est assez fré-
quente dans les parages où sévit la fièvre jaune, et qui peut
amener des erreurs fatales. La fièvre pernicieuse à forme ic-
térite peut, en effet, présenter une ressemblance frappante
avec la fièvre jaune, quand celle-ci sévit épidémiquement.
Souvent l'ensemble des symptômes qu'offre le malade ne permet pas d'établir un diagnostic certain, et dans le doute il
faut administrer le sulfate de quinine à haute dose. L'erreur

sera plus facile à éviter si on peut obtenir des renseigne-
ments exacts. Si le malade est né dans le pays infecté et qu'il
se trouve dans les conditions voulues pour être à l'abri de la
fièvre jaune, la question sera tranchée en faveur de la fièvre
paludéenne; de même si le malade est en bas âge, l'expérience acquise par les médecins qui n'ont accepté que les
leçons de l'observation, ayant établi que les enfants au-des-
sous de cinq ans ne sont pas susceptibles de contracter la
fièvre jaune. Il y a dans cet énoncé brutal d'un fait essentiellement vrai un sujet intéressant de recherches postérieures.

Ici nous sommes naturellement amené à parler de l'ictère
grave qui, en raison de son analogie avec la fièvre jaune, a
été nommé *fièvre jaune nostras* par Robitansky. Les médecins
qui ont établi le diagnostic différentiel de ces deux affections
nous paraissent avoir traité trop légèrement cette grave
question. Je me souviens de trois soldats espagnols, atteints
à Cuba d'un ictère grave, et qui ont été traités comme ayant
la fièvre jaune, par un médecin d'une haute compétence et
d'une grande expérience auquel l'autopsie seule a fait reconnaître son erreur.

Si l'on considère, en effet, que d'un côté la fièvre jaune ne
se présente pas constamment avec l'ensemble des symptômes
qui permettent généralement d'en reconnaître l'invasion, et
que, d'un autre côté, l'ictère grave est essentiellement carac-
térisé par de l'ictère, des hémorrhagies et des symptômes
ataxo-adynamiques qui peuvent être communs aux deux
maladies, on comprendra combien il est facile, même à un
médecin instruit, de commettre une déplorable erreur, surtout en temps d'épidémie.

Le malade atteint d'ictère grave présente généralement les
symptômes qui marquent l'invasion d'une fièvre grave. Il
y a des nausées, des frissons, des vomissements bilieux, de
la constipation, puis l'ictère apparaît, et de toutes les hémorrhagies qui accompagnent la maladie, les plus fréquentes,
comme l'a remarqué Frerichs, sont celles du tube gastro-

intestinal. Ne voilà-t-il pas de bien saisissantes analogies ? Cependant ces hémorrhagies ne constituent pas un phénomène capital dans l'ictère grave, comme dans la fièvre jaune. La rachialgie sera, dans les cas douteux, d'un grand secours pour asseoir le diagnostic. On se souviendra aussi que, *durant la vie du malade*, la teinte ictérique de la peau est plus constante dans l'ictère grave que dans la fièvre jaune. Quand l'ictère grave est constitué, si l'on n'est pas en présence d'un de ces cas, heureusement fort rares, qui emportent le malade au bout de très peu de jours, comme cela est arrivé pour les trois soldats que j'ai cités plus haut, l'ensemble de la maladie permettra au médecin de reconnaître la valeur de son diagnostic et d'agir en conséquence. La marche de la fièvre, les phénomènes qui se présentent du côté de la vessie seront autant d'enseignements.

La fièvre bilieuse grave a été rapprochée de la fièvre jaune et de l'ictère grave par beaucoup de médecins. Parmi ces derniers, nous citerons le plus illustre, le professeur Monneret, dont les idées ont été parfaitement appréciées et victorieusement combattues par l'éminent médecin de la Nouvelle-Orléans, le docteur Faget. La fièvre bilieuse grave constituant une des formes sous lesquelles se présente la fièvre typhoïde, l'erreur sera évitée avec assez de facilité, si le médecin a présent à l'esprit les signes bien connus qui différencient les deux fièvres. Quant à la fièvre rémittente bilieuse, la difficulté sera plus grande, surtout si l'on considère que dans cette dernière, la rémittence ne se manifeste souvent qu'une fois, et que cette pyrexnie a une grande tendance à devenir continue. Dans les cas douteux, il conviendra, comme dans les cas probables de fièvres intermitentes ictériques, d'administrer la quinine, et de surveiller attentivement l'effet de cette médication, qui ne peut manquer de donner une indication précieuse, quand on n'aura pas affaire à un de ces accès pernicieux fatalement mortels.

C'est un procédé empirique, nous dira-t-on ; — d'accord !

Mais nous demanderons avec Tronneau, et après ce grand maître : Quel clinicien n'est pas empirique? Du reste, ce que nous disons de l'emploi de la quinine dans la fièvre jaune montre bien combien nous croyons qu'il faut apporter de réserve dans l'administration de ce remède.

Variétés.

La description que nous avons donnée de la fièvre jaune ne s'applique qu'aux cas les plus communs ; mais la maladie présente de nombreuses variétés, depuis la forme insidieuse qui peut au début en imposer pour un simple embarras gastrique, jusqu'à la forme foudroyante qui tue en quelques heures.

Certains auteurs ont voulu décrire la fièvre jaune, comme la fièvre intermittente en bénigne, maligne et pernicieuse. Je ne vois pas en quoi cette classification peut rendre service à la pratique. Cependant il est une forme de la fièvre jaune, la forme typhoïde, qui mérite son nom à tous égards. C'est dans cette forme qu'on rencontre des plaques livides, des pété-chies, des phlyctènes, et même des anthrax.

Au lieu d'être brusque, l'invasion de la fièvre jaune peut être lente. J'ai rencontré des sujets qui pendant les trois premiers jours de la maladie n'avaient présenté qu'une légère fièvre, avec perte d'appétit et de sommeil, et quelques nausées ; venait le quatrième jour, et tout à coup tous les signes de la fièvre jaune à cette époque se manifestaient avec une grande intensité. Les débuts bénins ne sont pas les moins à redouter, car il y a de nombreux exemples de mort surve_nus au cinquième jour d'attaques de fièvre jaune qui avaient paru sans conséquence lors de leur invasion.

Diagnostic.

Toutes les fois qu'un médecin sera appelé auprès d'un malade apte à contracter la fièvre jaune, surtout si c'est en temps d'épidémie, il devra se tenir sur ses gardes, car la maladie pourra éclater soudain, à propos d'une affection quelconque qui aura pu d'abord paraître sans conséquence. Il est excessivement important de reconnaître la fièvre jaune dès son début, car la vie du malade dépend bien souvent de la conduite du médecin à cette époque.

Pendant une épidémie, ce sont les premiers cas surtout qui sont difficiles à reconnaître. L'essentiel est de saisir la physionomie de l'épidémie ; car celle-ci imprimera son cachet à tous les malades qu'elle atteindra, ce qui fait que chacun d'eux présentera un tableau complet de la maladie avec des variétés, bien entendu, quant à la gravité. Les malades frappés par la maladie épidémique elle-même se trouveront seuls dans ce cas, car les individus atteints par d'autres maladies offriront des signes tout différents, quant à leur siège et leur intensité, tout en portant le cachet commun imprimé par le génie épidémique.

Les épidémies de fièvre jaune ne se montrent qu'à certaines époques, le plus souvent irrégulières. Pendant toute leur durée, elles ont, comme du reste toutes les épidémies, une telle influence sur toutes les maladies intercurrentes qu'elles en changent la forme, la marche et la gravité même. Dans les pays où la fièvre jaune règne épidémiquement, la fièvre intermittente règne aussi, et cette réunion des deux maladies crée peut-être la plus grande difficulté qui existe dans le diagnostic de la fièvre jaune ; c'est à ce point que nous avons vu, en Louisiane, des médecins instruits ne vouloir reconnaître que des cas de fièvre jaune en temps d'épidémie, telle-

3

ment était visible le cachet qu'imprimait sur les fièvres paludéennes le génie épidémique !

Nous avons peu de chose à dire au sujet du diagnostic de]a maladie qui nous occupe, après les longues considérations dans lesquelles nous sommes entré. C'est dans l'ensemble des signes que présentera le malade qu'il faudra chercher les bases du diagnostic. Le thermomètre et la montre seront souvent d'un précieux secours. La température, au début de la fièvre jaune, ne dépasse pas 40° dans la grande généralité des cas, et le pouls est en rapport avec la température. Dans la fièvre paludéenne, au contraire, il n'en est pas ainsi.

Pronostic.

Le pronostic de la fièvre jaune est subordonné au génie épidémique. Quant aux cas sporadiques, ils ont une gravité bien moindre, et ne constituent guère que des variétés de la fièvre d'acclimatement.

Les signes les plus défavorables sont :

1° La présence notable de l'albumine dans les urines, dans les premières douze ou quinze heures de la maladie. Sur vingt-deux malades chez lesquels nous avons noté ce fait, aucun n'a pu guérir.

2° L'apparition de l'ictère dès le début de la fièvre. Au contraire, après le cinquième jour, l'ictère n'est plus à redouter. J'ai traité à Cuba deux matelots français chez lesquels la peau est devenue jaune au sixième jour de la maladie et qui ont pu reprendre leurs occupations malgré la persistance de cette coloration qui a duré au moins six semaines.

3° Les convulsions tétaniques.

Ces accidents constituent la complication la plus funeste

qui puisse survenir dans le cours de la fièvre jaune. Leur cause peut être urémique ou congestive. En consultant les observations que j'ai prises sur des cas qui ont présenté des convulsions tétaniques, je n'ai pu relever que trois cas de guérison sur douze. Ajoutons à ces signes fâcheux l'abaissement du pouls et de la température et les hémorrhagies passives.

C'est au cinquième jour qu'arrive la crise. Il n'y a plus d'espoir, si à cette époque les sécrétions ne sont pas rétablies, si une légère réaction fébrile ne se manifeste pas, et si la peau n'est pas légèrement humide.

Le malade chez qui aucune amélioration ne s'est produite avant le sixième jour est perdu. Dans les cas heureux, après le cinquième jour, il doit être considéré comme entré en convalescence.

Un signe de funeste présage que nous n'avons jamais observé sans qu'il fût suivi de mort, c'est ce sourire paisible, passager, auquel les yeux ne prennent aucune part, et qui forme un contraste frappant avec le reste de la figure. Cette expression de béatitude ne se rencontre que chez les individus qui doivent mourir fatalement.

Toutefois, il faudra se souvenir que la nature suffit à opérer de véritables miracles.

Une particularité qui a souvent appelé notre attention à l'époque où nous avions à traiter un grand nombre d'Européens atteints de fièvre jaune, c'est le violent désir de manger qu'expriment quelques malades, au début de la fièvre. Le contraire est la règle, car l'invasion de la maladie est presque toujours accompagnée d'une absence totale d'appétit, et même d'un dégoût complet pour tous les aliments en général. Ce désir de manger est un signe presque certain de terminaison fatale. Ajoutons que si les personnes qui entourent le malade ont la faiblesse de lui accorder des aliments, il n'est pas rare de voir survenir la mort presque immédiatement, l'injection des aliments pouvant être la cause d'hémorrhagies graves.

L'absence de sommeil qui accompagne toujours la fièvre jaune pendant les quatre premiers jours n'a pas grande valeur au point de vue du pronostic. Cependant quand l'agitation du malade est trop grande, il y a une indication thérapeutique, que le médecin ne doit pas négliger de remplir. Le délire est encore une des complications le plus à redouter. Il précède de peu de temps la mort, quand il se présente à la fin du quatrième jour ou du cinquième. L'état typhoïde est d'un très fâcheux augure. Dans certaines épidémies, c'est cet état qui entraîne la plupart des malades.

Les fièvres intermittentes viennent souvent s'ajouter à la fièvre jaune. S'il ne s'agit que d'accès réguliers, le danger n'est pas imminent. Au contraire, s'il s'agit d'un accès malin, il est urgent de ne pas perdre de temps ; le second accès serait infailliblement mortel.

J'ai gardé le souvenir d'un jeune homme auquel j'ai donné des soins en 1876. Ce malade, qui avait contracté la fièvre jaune à Santiago de Cuba, était venu se coucher à la campagne. Au cinquième jour, je le considérais déjà comme sauvé, et lui-même sentait que tout danger avait disparu. Cependant, le soir je fus appelé auprès de lui en toute hâte, et je pus constater un accès de fièvre intermittente malin. N'ayant pas de quinine sous la main, j'en envoyai immédiatement chercher en ville ; mais le commissionnaire ayant perdu du temps, et n'étant revenu que le lendemain, j'eus la douleur de voir mon malade succomber à un deuxième accès fébrile survenu dans des conditions telles que le doute n'était pas permis sur sa nature.

Hors de l'état typhoïde, les éruptions qui se remarquent du côté de la peau n'ont pas une grande valeur : les éruptions manquent, du reste, très souvent.

La mortalité, dans les épidémies de fièvre jaune de moyenne intensité, varie de 30 à 40 pour cent.

Le pronostic des rechutes est toujours excessivement grave, surtout quand elles ont été occasionnées par des excès de table. J'ai vu plusieurs malades dans ce cas mourir d'hémorrhagie foudroyante. La rechute est à craindre longtemps après que le malade est entré en convalescence. Le docteur Bertrand, de la Havane, a vu un officier succomber au vingtième jour de sa convalescence.

Il est certaines villes où les épidémies de fièvre jaune son plus à craindre que dans d'autres, quoique les conditions météorologiques, telluriques, atmosphériques soient identiques. Santiago de Cuba et la Havane présentent un exemple frappant de cette différence, que nous nous permettrons d'expliquer par le plus ou moins de zèle et d'intelligence que les municipalités mettent à remplir les devoirs qui leur incombent.

A la Nouvelle-Orléans, les épidémies sont généralement très meurtrières; ne faudrait-il pas en accuser un peu une administration qui néglige ses devoirs et qui se contente de molester les citoyens au lieu de veiller à ce que l'hygiène de la ville laisse moins à désirer? Dans la Louisiane, les maladies qui sont en Europe le désespoir des chirurgiens et des mécins des hôpitaux n'existent pas ou presque pas; les plaies guérissent presque toujours par première intention, et les chirurgiens qui ont pris du service pendant la guerre d'Amérique se souviennent des beaux résultats qu'ils obtenaient facilement; les érysipèles sont rares, l'infection purulente presque exceptionnelle; ne serait-il pas permis d'en conclure que la Nouvelle-Orléans n'est d'un séjour dangereux qu'à cause du mauvais état dans lequel elle est laissée. Je crois le climat de la Louisiane très sain, privilégié même mais on en abuse, on néglige le lavage des rues, les égouts sont en mauvais état, et la fièvre jaune fait bien des victimes qui n'eussent pas été atteintes dans une ville proprement tenue. Ce que nous disons de la Nouvelle-Orléans s'applique aussi à Barcelonne et à la Havane.

On a noté l'influence de l'orage sur la fièvre jaune. Je n'ai pu faire des observations bien suivies à cet égard, mais il ne me répugne pas d'admettre que l'électricité atmosphérique ait une action prononcée sur une maladie dans laquelle le sang a perdu évidemment une grande partie de son oxygène.

Quoique tous les tempéraments soient sujets à contracter la fièvre jaune, il faut reconnaitre que les tempéraments lymphatiques sont plus épargnés, et fournissent un faible contingent aux victimes du fléau. Les tempéraments sanguins et bilieux, au contraire, sont plus gravement atteints, de mème que ce sont ceux qui ont le plus de peine à s'accommoder aux exigences de la vie dans les pays chauds.

Acclimatement, prophylaxie.

Tout étranger arrivant dans un pays où la fièvre jaune est endémique, est par cela seul exposé à être atteint par la maladie. Il y a un duel formidable entre l'organisme et le climat.

Dans les Antilles et dans les pays qui présentent avec elles une grande analogie, « le premier effet du climat sur l'arri-
« vant, — dit M. Rufh, — est une sorte d'excitation générale
« qui produit un sentiment de force inaccoutumé et d'activité;
« toutes les distances paraissent petites, toutes les fatigues
« sont hardiment abordées; mais les gens du pays rient sous
« cape de toute cette effervescence, car ils ont été souvent té-
« moins de sa durée éphémère. En effet, après cinq ou six
« jours, déjà cette ardeur est tombée, le corps s'alourdit,
« les fonctions s'alanguissent ; une pesanteur de tête s'op-
« pose au libre exercice de l'intelligence : il semble, à mesure

« que le soleil monte sur l'horizon, qu'il se lève en même
« temps une vapeur, une lourde ivresse, qui trouble la pen-
« sée. On éprouve une horreur du mouvement, un besoin de
« repos plus irrésistible que celui dont on se moquait dans
« les habitants du pays ; on n'agit plus que par secousse, et
« aux moindres agitations on fond tout en eau... et cette
« transpiration qu'on augmente par un excès intempestif de
« boisson est énervante... Le sommeil n'est pas réparateur ;
« on se réveille le corps lourd, la tête embarrassée, comme
« après des nuits blanches d'Europe. Le regard perd sa
« vivacité, la désinvolture du corps est empreinte de non-
« chalance ;... la coloration du visage reste rouge pendant
« quelque temps, mais cette injection n'est pas celle d'une
« coloration vive et riche, elle tourne au violet, revient
« longtemps après que la pression du doigt l'a chassée des
« capillaires, et la respiration, souvent supérieure, indique
« une mauvaise hématose. » (*Etudes historiques et statisti-
ques*, 1850, t. II, p. 50.)

Ces effets produits sur l'organisme durant les premiers
temps de l'arrivée, aux Antilles, varient naturellement en
raison directe de l'élévation de la température. Ils atteignent
leur plus haut degré d'intensité quand le vent vient du golfe
du Mexique. Le nouvel arrivant est douloureusement énervé
et il devient presque fatalement victime des maladies ré-
gnantes, fièvres, dyssenterie, etc... Cependant il peut arriver
que ces endémies ne sévissent pas ; l'émigré pourra alors ne
contracter que la *fièvre d'acclimatement*. Cette fièvre se présente souvent sous la forme de la fièvre jaune, mais elle est
loin d'avoir la gravité et la terminaison de cete dernière.
Dans la Louisiane et les états voisins, les épreuves de l'ac-
climentement ne sont peut-être pas aussi sérieuses que dans
les Antilles, mais elles existent ; et, suivant l'expression de
M. Rufz, elles disposent l'arrivant « à supporter plus pa-
tiemment le climat. » Malheureusement ces épreuves ne
donnent aucune immunité contre les maladies endémiques.

On peut dire que pour la fièvre jaune, *qui ne peut frapper que les étrangers*, un long séjour dans les pays où cette maladie règne en souveraine, peut seul amener une série de modifications organiques, à la suite desquelles le fléau n'est plus à redouter. Il y a alors acclimatement; tandis que l'immigrant n'est jamais à l'abri des maladies sujettes à récidive, qui peuvent indistinctement frapper les étrangers et les indigènes, telles que la dyssenterie, l'hépatite, les fièvres palustres.

Quelle est la durée nécessaire à l'acclimatement ?

Cette question ne peut être résolue dans l'état actuel de la science, et on comprendra qu'elle est subordonnée à la réceptivité individuelle. Mais quand l'étranger a surmonté les graves épreuves de la transmigration, il a acquis toutes les qualités physiques de l'indigène. Ajoutons toutefois que ce changement ne s'opère pas sans une profonde perturbation physiologique, à la suite de laquelle l'individu acclimaté devient bien plus nerveux et beaucoup plus débile. Cette débilité devient évidente quand on considère qu'elle se transmet aux enfants issus de parents acclimatés. Il existe là une cause de diminution de population dans les pays chauds, auxquels les immigrants fournissent un fort contingent. Pour y remédier, il faut que ces pays favorisent l'immigration, et que les étrangers acclimatés contractent des unions avec les indigènes. Un bon conseil à donner aux acclimatés, ce serait celui de ne pas rompre complètement avec l'Europe. Il convient qu'ils s'y retrempent de temps en temps, mais il est bon que les voyages soient de courte durée; une longue absence pourrait être très préjudiciable. A la Havane et dans la Louisiane, je pourrais citer une foule d'exemples à l'appui de cette assertion. Toutes les races n'ont pas, du reste, les mêmes facultés pour l'acclimatement. Il paraît qu'il y a pour la race espagnole un véritable *acclimatement par sélection*. Les Anglais, au contraire, supportent très mal les climats chauds, et on se souvient qu'à la fin du xviie siècle, ils durent abandonner Porto-Riço peu de temps après en avoir fait la conquête. Le facile acclimatement des Espagnols provient probablement de ce que ceux-ci ont du sang maure et que la température élevée de la péninsule ibérique a dû conserver à ce sang une plus facile adaptation aux climats tropicaux.

La race noire n'a pas besoin d'être acclimatée pour échapper à la fièvre jaune, pour laquelle elle jouit d'une complète immunité. « *J'affirme*, dit le docteur Nott (de « Mobile), *qu'un quart de sang nègre vaut mieux pour braver* » *la fièvre jaune que la vaccine pour la variole.* » Le Chinois peut aussi braver la fièvre jaune, comme on peut s'en convaincre au bout de quelques mois de séjour à Cuba, en temps d'épidémie.

L'acclimatation, c'est-à-dire l'art d'acclimater, l'art d'accorder les rapports qui doivent s'établir entre l'homme et le milieu dans lequel il se trouve, est encore à l'état d'enfance. Cela tient évidemment à ce que nous ignorons les causes simples ou multiples qui engendrent les maladies endémiques; causes qui échappent aux investigations les plus minutieuses et les plus patientes, produisant ici la dyssenterie, là les fièvres palustres, plus loin la fièvre jaune.

Sans nous arrêter aux théories plus ou moins applicables émises par les philanthropes qui se sont occupés de l'acclimatation, nous ne pouvons passer sous silence les conseils qui sont dictés par l'hygiène.

Le nouvel arrivé dans un pays où la fièvre jaune est endémique, ne doit jamais s'écarter de la tempérance et doit éviter tous les excès, soit physiques, soit intellectuels. Les aliments seront l'objet d'une surveillance sérieuse. Si pour l'immigrant qui gagne le pôle, les mets riches, azotés sont d'un excellent usage, pour celui qui se dirige vers les tropiques, au contraire, la nourriture sera légère, d'une digestion facile ; la graisse sera évitée, et on aura recours aux épices à mesure que l'appétit diminue. Il est très important de rendre plus actives les fonctions de l'estomac et du foie. Comme boissons, le thé et le café en infusions légères sont d'un bon usage, mais il faut éviter avec soin que la quantité de liquide ingéré ne provoque des sueurs profuses. Il faudra veiller avec soin à l'intégrité des évacuations intestinales, sans cependant, suivant un usage blâmable, prendre des purgatifs. Ces derniers, et surtout les drastiques, ont le grand inconvénient de débiliter, et souvent ils ouvrent la porte à la maladie. C'est d'un régime approprié qu'il convient d'attendre le rétablissement des fonctions de l'intestin.

Beaucoup de médecins, au contraire, préconisent l'emploi des évacuants à titre de méthode préventive. Pour eux, l'Européen arrivant dans les pays chauds est trop pléthorique, et il faut le débiliter. Certes, cette appréciation peut paraître logique, mais nous ne saurions pas partager cette manière de voir. La perte de forces se fait toujours assez vite sentir, et il est complètement superflu de la provoquer par des moyens qui, nous le répétons, ne sont pas sans danger. Il est bien entendu que l'immigrant fuira les centres endémiques aux époques où la maladie apparaît, si ses devoirs le lui permettent, et qu'autant que possible, il fera élection de domicile dans un endroit élevé. L'étranger qui a traversé une épidémie de fièvre jaune est presque à l'abri de cette maladie ; nous disons : *presque*, car il ne jouit pas d'une immunité complète, immunité qui ne peut résulter que d'un long séjour dans le pays où la maladie est endémique ; mais s'il vient à être frappé, il ne sera pas dans des conditions aussi défavorables que l'immigrant nouvellement arrivé, à moins cependant, que son organisme n'ait été tellement anémié, appauvri par le climat, qu'il soit complètement impuissant à réagir contre la maladie.

L'acclimatement se fait d'une manière insensible chez les immigrants qui ne contractent pas la fièvre jaune. Chez eux,

en effet, il s'établit une sorte de cachexie résultant des modifications de l'organisme, et cette cachexie peut se guérir
par le rapatriement au bout de quelques années. Les béné-
fices de l'acclimatement sont alors perdus. De même, les
personnes nées dans les parages où sévit la fièvre jaune, et
par cela même à l'abri de la maladie, ont pu devenir aptes à
la contracter, à la suite d'un long séjour en Europe, ou dans
des pays dont le climat est incompatible avec l'indémicité.
Jamais un individu acclimaté ou indigène, n'ayant pas
perdu son immunité par une longue absence, n'a été frappé
par la fièvre jaune. C'est un fait dont nous avons pu nous
assurer dans les différents pays où nous avons observé la
maladie, et par des travaux publiés par des médecins compétents ; tandis que nous avons vu mourir des créoles de
Cuba et de la Louisiane, qui avaient longtemps séjourné loin
de leur patrie. Pendant l'épidémie qui a sévi en Louisiane
en 1878, nous avons perdu un Américain du sud, auquel de
nombreuses années passées dans les Etats du nord avaient
rendu l'aptitude à contracter la fièvre jaune. S'il m'était
permis de formuler ma pensée, je dirais que l'acclimatement
est une cachexie contractée dans les pays où la fièvre jaune
est endémique, et qui ne met à l'abri du fléau, qu'à condition
de ne pas être guérie. « Les phénomènes de *désacclimatement*,
écrit M. Périer, même sur le sol de la patrie première, ne
sont pas toujours exempts de danger. » La meilleure prophylaxie contre la fièvre jaune consiste à fuir les foyers infectés, ce qui est quelquefois impraticable, grâce à de ridicules préjugés.

Quand on considère que l'importation de la fièvre jaune par
l'émigration dans les pays sains, des personnes résidant dans
les endrois infectés, en dehors desquels la maladie ne peut pas
se propager, est impossible, on ne conçoit pas que l'opinion
publique se soit contentée de flétrir certaines mesures quarantainaires que l'autorité prend d'une manière si arbitraire

et aussi contraire au bon sens qu'à l'intérêt des populations. Les cordons sanitaires, en rejetant brutalement dans des milieux infectés un grand nombre de personnes qui eussent pu éviter une mort presque certaine en fuyant le foyer de l'épidémie, ont fait des victimes dont le nombre révolte la conscience. Quand une ville est atteinte par la fièvre jaune, l'autorité, pour remplir ses devoirs, devrait non seulement favoriser l'émigration des étrangers, mais encore la prescrire. C'est le seul moyen dont elle puisse disposer pour soustraire au fléau les existences sur lesquelles elle a charge de veiller.

Les maladies qui, comme la fièvre jaune, sont d'origine miasmatique, diffèrent essentiellement, dans leur mode de propagation des maladies contagieuses. Pour ces dernières, il faut empêcher les individus ayant séjourné dans des endroits infectés, de disséminer la maladie en se mettant en contact avec des personnes saines, car ils servent de véhicules à la maladie; et l'on se souvient combien le corps de santé militaire fut justement ému en 1870, à l'époque de la guerre franco-allemande, quand les mouvements des troupes répandirent la variole dans presque toute l'étendue de la France, alors qu'auparavant cette maladie était restée stationnaire dans quelques provinces seulement. Pour les maladies pestilentielles, au contraire, il existe des mesures prophylactiques tout à fait opposées.

Pendant qu'on favoriserait l'émigration des étrangers, il faudrait encore empêcher l'immigration des personnes venant d'endroits sains; car ce sont elles qui contractent la maladie avec le plus de facilité.

Les considérations dans lesquelles nous venons d'entrer nous amènent naturellement à examiner les conditions que devraient réunir les mesures quarantainaires, pour être conformes aux données de la science, tout en respectant les intérêts et la vie des citoyens.

Dépuis longtemps la fièvre jaune prend une extension géographique qu'il est impossible de nier et qui a amené l'autorité sanitaire à lutter contre les progrès menaçants que fait le fléau. Au premier abord, la tâche a pu paraître facile, car de toutes les maladies importables, la fièvre jaune est assurément celle dont on aborde le plus volontiers la prophylaxie quarantainaire. Aucune autre maladie épidémique, en effet, n'a un itinéraire aussi nettement tracé, et étant une fois pour toutes bien reconnu que le fléau se propage exclusivement par les voies fluviales et maritimes, il doit suffire de protéger les ports, les obstacles mis aux communications terrestres devant être considérés comme inutiles, vexatoires et dangereux. Au lieu d'interrompre les communications, il serait urgent de détruire les foyers d'infection dus à l'incurie et à la négligence, qui dans certains ports, parmi lesquels nous citerons seulement Barcelone en Europe et la Nouvelle-Orléans en Amérique, ont une influence considérable sur l'extension de la fièvre jaune.

Si l'on étudie le mode d'importation de la fièvre jaune, on acquiert la certitude qu'il existe une indépendance complète entre la santé des passagers arrivés à bord d'un navire infecté, et l'influence fâcheuse que peut avoir l'arrivée de ce navire dans un foyer non infecté. C'est donc contre les véhicules des miasmes et non contre les personnes que doivent être dirigées les mesures quarantainaires. Pour ne citer qu'un fait à l'appui de cette assertion, je rappelerai qu'à Saint-Nazaire, en France, le navire *Sainte-Année* a porté un équipage en bonne santé qui n'a transmis la maladie à personne, tandis que les ouvriers employés au déchargement du navire ont été atteints presque tous. Ce sont les flancs du bâtiment infecté qui doivent fixer l'attention, et qui demandent l'intervention de l'autorité sanitaire.

Il ne faut pas croire qu'après une quarantaine tout danger soit évité, car on se souvient que le *Diana*, parti de la Nouvelle-Orléans pendant l'épidémie de 1873, infecta Brooklyn après 30 jours de quarantaine ; de même on a pu constater qu'un bateau venant de la Havane n'a pas cessé d'être un foyer d'infection à la quarantaine de New-York, malgré toutes les mesures qui ont été prises pour le désinfecter. Ce sont des faits de ce genre qui ont fait admettre que le froid seul pouvait tuer les germes morbigènes importés. A New-York, la maladie a pu être importée, mais après l'hiver elle a disparu pour ne reparaître qu'après une nouvelle infection par importation, tandis qu'à la Nouvelle-Orléans le germe peut sommeiller pendant l'hiver pour reparaître avec les grandes chaleurs, et cette théorie permet d'admettre que dans cette ville la fièvre jaune pourrait bien ne pas être endémique. Cependant cette question est encore si obscure, les efforts faits par des médecins éclairés, dans le but de l'élucider, ont laissé place à tant de doutes, que nous ne nous y arrêtons pas davantage.

Se basant sur ces considérations, le docteur Faget, l'éminent médecin de la Nouvelle-Orléans, a proposé de détruire le germe de la fièvre jaune dans la cale des navires importateurs à l'aide du froid artificiel. La glace en nature ou des mélanges réfrigérants auraient pu atteindre le but désiré ; mais cette pratique n'a pas été adoptée, et les médecins français préfèrent le feu qui en élevant la température à 80° Favrenheit dissipe les miasmes en les volatilisant. Une fois le navire parfaitement désinfecté, il n'y a plus, pour éviter tout danger, qu'à utiliser pour son déchargement les individus qui ne se trouvent pas dans les conditions voulues pour contracter la maladie. Quant aux passagers, ils devront débarquer le plus tôt possible, car il y aurait du danger pour eux à attendre les opérations du déchargement qui peuvent mettre à découvert les germes contenus dans la cale du navire. Le débarquement doit s'étendre aux hommes d'équipage quand ils ne sont pas à l'abri du fléau. Les mesures qu. sont prises contre l'importation par les individus sont telles, que ces derniers, pour satisfaire aux exigences de l'aurorité, sont exposés à toutes les atteintes du fléau. Ils peuvent être parfaitement sains en arrivant à la quarantaine, et là, contracter la maladie dont on craint qu'ils soient les véhicules. Dans les pays où se trouvent des montagnes, il n'y a qu'à envoyer les nouveaux arrivés dans les lieux situés au-dessus des atteintes de la maladie; dans les endroits qui sont au contraire complètement plats, il faudra les expédier loin du foyer susceptible d'infection, la maladie ne s'étendant jamais au-delà d'une certaine distance des cours d'eau. Un autre fait à rappeler c'est que l'éclosion de la fièvre jaune ne peut avoir lieu qu'au milieu de populations assez nombreuses. Le docteur Faget, dont l'autorité est si grave quand il s'agit de la fièvre jaune, a vu bien souvent des malades atteints à la Nouvelle-Orléans, et aller guérir ou mourir à la campagne, sans que jamais il y ait eu un seul cas de propagation. En 1857, pendant l'épidémie de Lisbonne, combien de personnes ont quitté la ville malades, et se sont répandues dans des contrées saines, sans que jamais leur voisinage ait occasionné un seul malheur !...

Mêlier rapporte un fait de transmission de la fièvre jaune par un malade, en dehors du foyer infecté. Il est bien difficile de savoir si le malade infecté s'est bien trouvé en dehors de la zone infectée, et ce cas de contagion fût-il bien véridique, il ne doit pas servir de base à des mesures arbitraires, qui, pour éviter les chances d'un cas spodarique, auraient pour résultat de provoquer l'éclosion d'une épidémie.

Les mesures prophylactiques applicables aux passagers doivent être inspirées surtout par l'intérêt de ces derniers. Elles doivent avant tout les préserver de l'infection, et pour cela il faut favoriser l'émigration et éviter le séjournement dans des endroits susceptibles d'être infectés.

Léon Colin, dans son remarquable article sur les quarantaines, dit que « l'étude des modes de propagation de la fièvre jaune et les résultats obtenus par l'application de mesures sanitaires rationnelles, nous amènent à cette conclusion, encourageante à la fois, et pour la sécurité, et pour la dignité humaine, que de tous les agents considérés comme étant la cause de l'importation de la maladie, l'organisme lui-même est peut-être l'un des moins dangereux, et que la prophylaxie quarantainaire peut être efficace et suffisante sans porter atteinte à la liberté individuelle. »

Traitement.

Le temps n'est plus où les médecins admettaient avec Stoll que la fièvre était un acte par lequel la nature se débarrassait des humeurs peccantes, « *actum vitalem motorium secretorium et excretorium mediante quo præsentes quædam noxæ removeantur,* » et avec Sydenham qu'elle était bienfaisante : « *instrumentum naturæ quo partes impuras a puris secernat.* » Il est, au contraire, bien démontré que, pour peu que la fièvre soit durable, elle constitue un grave danger, en déterminant l'usure des éléments constitutifs de l'organisme, et en déprimant le système nerveux. Cependant, à son début, le mouvement fébrile ne doit pas être toujours attaqué avec énergie. Il faut se souvenir que souvent la nature se suffit à elle-même, et qu'alors la médecine expectante est la seule rationnelle. Cette méthode trouve surtout son application dans le traitement des fièvres qui, comme la fièvre jaune, ont une marche caractéristique. Ce n'est que lorsque l'élévation de la température se maintent trop longtemps, et à un degré trop élevé, que l'intervention de l'art devient urgente.

Et tout d'abord, ce sont les preceptes de l'hygiène qu'il s'agit de suivre.

Le fiévreux sera placé et maintenu au lit dans un repos complet. Toute émotion, toute préoccuaption seront soigneusement évitées afin de prévenir une exaspération de la circulation, et pour amener une résolution musculaire aussi complète que possible ; l'alimentation sera surveillée avec soin, et ne sera supprimée complètement que si l'ingestion des aliments permis occasionnaient des nausées. La privation absolue de nourriture est presque toujours funeste, et ce n'est guère qu'au début de la maladie qu'elle peut ne pas être nuisible. Le lait, le bouillon léger devront être conseillés dès que le malade sentira le besoin de s'alimenter. Les boissons froides et acidulées sont d'un usage avantageux, prises en même temps que les aliments liquides, à l'exclusion de toute nourriture solide, qui serait d'un effet pernicieux.

Dans quelques localités où la fièvre jaune a fait de fréquentes visites, il existe un préjugé blâmable. Le malheureux fiévreux est condamné à rester pendant tout le cours de sa maladie dans le même lit, au mépris de toutes les règles de l'hygiène. Un manque de propreté, nuisible à l'homme bien portant, est bien plus nuisible encore au malade, qui au contraire doit être tenu avec la plus exquise propreté.

Dans les cas très légers, la médecine expectante et une hygiène bien entendue suffiront comme traitement. Nous ne conseillerons en outre qu'une infusion de joborandi prise au début de la maladie, et un purgatif huileux ou salin.

Dans les cas plus graves, les mêmes précautions seront évidemment de rigueur, mais la marche de la maladie et les phénomènes présentés par chaque malade en particulier devront diriger la conduite du médecin.

Quand le malade a pris le lit, et qu'il présente l'ensemble de signes qui permettent de diagnostiquer la fièvre jaune, une infusion de 4 grammes de joborandi produit généralement un effet très avantageux, effet momentané, si l'on veut, mais qui permet au médecin d'appeler à son secours les moyens thérapeutiques rationnels dont il trouve l'indication dans l'état du malade. Sous l'influence de ce remède, la céphalalgie du début de la maladie est notablement diminuée, le malaise, l'agitation sont diminués, et le malade n'éprouve pas les frissons si pénibles qui marquent l'invasion de la fièvre jaune. Souvent le joborandi provoque un vomissement copieux, en même temps que les effets ordinaires se manifestent du côté des glandes salivaires et de la peau ; mais le vomissement n'est pas à redouter. Il amène un soulagement considérable.

L'emploi que nous avons fait du joborandi dans la fièvre jaune est complètement empirique. Nous en constatons les bons effets sans les expliquer, de peur de tomber dans des considérations oiseuses de pathologie générale, imitant en cela la conduite de l'illustre Bretonneau qui ordonnait des évacuants aux malades atteints de fièvre intermittente avant de leur administrer le spécifique, *parce que cela réussissait.*

La première indication qui se présente dans la fièvre jaune, est de purger le malade, mais il n'est pas indifférent de recourir à tel ou tel purgatif. Il y a au contraire un choix raisonné à faire. Ce sont surtout les purgatifs doux que le médecin doit préférer. Il ne s'agit pas en effet de détourner des congestions menaçantes vers les parties supérieures en produisant une révulsion énergique, et toutes les fois qu'il n'existe pas de constipation très opiniâtre occasionnée par une grande inertie de l'intestin, le purgatif le plus utile est assurément l'huile de ricin. Il ne s'agit en effet que de provoquer l'expulsion des matières morbides contenues dans l'intestin, et les sécrétions anormales du tube digestif, sans cependant irriter les muqueuses. En même temps, il faut solliciter un flux bilieux pour dégorger le foie et rendre à l'intestin ses fonctions normales. Toutes ces indications sont parfaitement remplies par l'huile de ricin qui ne s'adresse qu'aux vices de sécrétion.

On ne ménage pas assez généralement la susceptibilité des intestins dans le traitement des fièvres graves en général. Dans ces maladies, il faut se contenter de purger très modérément sans apporter de perturbation dans les actes morbides et sans surexciter ou déprimer aucun organe, ce qui est très à redouter, et ce qui a lieu cependant très souvent à la suite des purgatifs irritants ou débilitants.

M. Féraut fait un grand éloge de l'huile de ricin employée dans le traitement des fièvres graves des pays chauds. Avec beaucoup d'autres praticiens il a reconnu à ce médicament une action très marquée sur le foie, et il le préfère beaucoup au calomel qui, suivant lui, amène la suppuration de cet organe, ce que nous avons constaté après ce savant auteur.

La manière la plus commode d'administrer l'huile de ricin consiste à masquer la saveur nauséabonde de ce médicament au moyen d'une émulsion d'amandes aromatisée à la menthe. La dose employée sera de 60 à 90 grammes. Si l'effet purgatif vient à manquer, il faudrait administrer une égale dose du médicament dans un lavement assez copieux. Il est extrêmement rare qu'avec cette pratique on n'obtienne par l'effet désiré.

Cependant il faut tenir compte des idiosyncrasies. Certains individus ne *peuvent pas tolérer* l'huile de ricin. A ceux-là, s'ils sont forts et vigoureux, nous administrons la décoction suivante, qui, quoique d'une saveur très désagréable, est souvent supportée :

Quinquina jaune concassé	60 gram.
Sulfate de soude	60 »
Eau	1000 »

Faites bouillir et réduire à 500 grammes. A prendre en quatre fois, de quart d'heure en quart d'heure.

On pourrait encore recourir à une limonade de citrate de magnésie, qui aurait le grand avantage de flatter le goût. L'action tempérante de ce sel n'est pas inutile dans le traitement des fièvres graves, et le discrédit dans lequel il est tombé, à cause de son action irritante sur l'intestin, est un peu injuste, surtout dans les cas où il n'est employé qu'une fois. Cependant il vaudrait mieux lui substituer le sulfate de magnésie, et mieux le sulfate de soude, dont l'action purgative est plus complète et qui, même à doses répétées pendant plusieurs jours, n'occasionnent aucune irritation. Nous croyons que le calomel et les drastiques doivent être rejetés, dans les cas où il n'existe pas des signes évidents de pléthore.

La *médication antithermique* pourra rencontrer de fréquentes indications. L'eau froide sera d'un puissant secours toutes les fois qu'il conviendra d'abaisser la température centrale. « Le froid, dit Trousseau, s'oppose aux manifestations de l'activité vitale... Il n'est autre chose que la suppression plus ou moins considérable de la condition à laquelle la vie se maintient ou, si l'on veut, d'une des causes excitantes de la vie des plus prochaines. » Hahn, Jackson, Wright et surtout Currie, ont proposé les mêmes idées. Ce dernier auteur conseille l'eau froide comme le meilleur moyen de faire disparaître l'élément fièvre, et l'état de spasme morbide du système nerveux, tout en prévenant l'accumulation ultérieure du calorique. Brand, Bartels, Jürgensen, Ziemmssen, Zimmermann, etc..., ont, à leur tour, fait des recherches sur l'application de l'eau froide, et ont enrichi la science de précieuses observations.

Le thermomètre seul peut diriger le médecin dans l'emploi de l'hydrothérapie, l'eau froide n'agissant favorablement qu'à condition d'être employée toutes les fois que la température du malade deviendra plus élevée.

Nous évitons de nous prononcer au sujet de la valeur de l'eau glacée comme agent thérapeutique dans la fièvre jaune. Nous ne l'avons pas vu employer assez souvent pour nous être fait une opinion bien arrêtée sur une médication qui, quoique logique et pratiquée par un grand nombre de médecins de tous pays, a été repoussée par des praticiens dont l'autorité n'est pas contestable. Du reste, il ne suffit pas de chercher à abaisser la température. Il faut surtout réveiller l'action du cœur, combattre les complications locales, atténuer les symptômes pénibles, lutter, en un mot, contre les effets de l'agent fébrigène qui nous reste inconnu, ou à peu près, mais qui présente des manifestations contre lesquelles le médecin n'est pas complètement désarmé.

Le spécifique de la fièvre jaune n'existe pas, et ceux qui ont cru l'avoir rencontré ont été victimes d'une bien décevante illusion, mais la thérapeutique possède quelques agents très utiles.

Guidé par les expériences que Pecholier, de Montpellier, a faites sur l'emploi de la créosote dans la fièvre typhoïde, nous avons à notre tour, et après tant d'autres, employé souvent avec succès ce médicament, comme base de traitement dans la fièvre jaune, en conservant la formule du médecin de Montpellier :

> Créosote . . . . iii à v gouttes.
> Potion gommeuse . . . . . 120 grammes.
> Aromatiser au citron.

Une cuillerée à soupe toutes les deux heures.

Il est souvent utile d'ajouter un lavement simple additionné de 5 gouttes de créosote. Sous l'influence de cette médication, la fièvre est souvent diminuée, les vomissements sont arrêtés et la maladie semble prendre une marche favorable

A côté de la créosote nous placerons l'acide phénique. M. le docteur du Defaix, après de longues années de pratique à Santiago de Cuba, a adopté ce médicament pour le traitement de la fièvre typhoïde et de la fièvre jaune. Ce savant médecin nous a dit avoir obtenu les meilleurs résultats de cette pratique. Nous avons souvent employé sa méthode avec avantage, et plusieurs confrères qui nous ont imité ont eu à s'en louer.

Le quinquina et le sulfate de quinine ont été préconisés dans le traitement de la fièvre jaune. Il existe dans cette maladie une remission qui se manifeste quelquefois entre la première et la seconde période, et il était naturel d'essayer la médication quinique dans l'espoir d'enrayer cette dernière. Mais toutes les tentatives faites dans ce but ont échoué; on a même presque toujours vu l'alcaloïde avoir de funestes effets, et il est permis de dire que *c'est malgré le traitement* qu'ont guéri les malades qui, atteints de la fièvre jaune légitime et traités par la quinine, n'ont pas succombé.

La fièvre jaune est une maladie essentiellement continue. Si au début elle peut, comme la fièvre typhoïde, revêtir une apparence d'intermittence, la quinine ne l'empêche pas de prendre sa forme continue. Son effet le plus certain est d'augmenter l'anxiété et l'agitation du malade, sans abattre sa fièvre et de le prédisposer pour la seconde période à une adynamie qui l'entraînera presque fatalement.

Ici, qu'il nous soit permis de noter une application de l'axiome : « *Naturam morborum curationis ostendunt,* » qui vient confirmer ce fait que nous avons établi, à savoir que les indigènes des pays chauds ne peuvent pas contracter la fièvre jaune, et que ceux qui ont paru faire exception à cette règle étaient atteints de fièvres paludéennes, les gens acclimatés se trouvant dans les mêmes conditions.

En effet, pendant l'épidémie de fièvre jaune qui a sévi dans la Louisiane en 1878, beaucoup de médecins n'admettant pas l'immunité que nous signalons, ont traité indistinctement tous leurs fiévreux par la même médication dont la quinine a été la base. Or, dans ces conditions-là, la mortalité chez les indigènes a été excessivement faible, tandis qu'elle a été très considérable chez les étrangers non acclimatés. Il serait permis d'expliquer cette disproportion en invoquant l'aptitude moindre à contracter la maladie qui se rencontre chez les sujets nés ou ayant séjourné pendant de longues années dans les parages où sévit le fléau ; mais il n'en resterait pas moins inadmissible que la fièvre jaune fût justiciable du sulfate de quinine, c'est-à-dire du spécifique de la fièvre paludéenne.

Un médecin en chef de la marine française, le docteur Saint-Paris, après avoir longtemps habité Cayenne, a tracé un tableau frappant des fâcheux effets de l'ingérance de la quinine. Toutefois, dans les cas de fièvre jaune compliquée de fièvre intermittente, cas qui sont loin d'être aussi rares que beaucoup de praticiens ne semblent le croire, la quinine trouvera son indication. L'emploi de cet alcaloïde pourrait donc servir quelquefois à éclairer un diagnostic trop difficile à poser nettement. Cependant, eu égard aux troubles qui peuvent résulter, du côté de l'estomac, de l'ingestion du médicament, il faudra apporter la plus grande réserve à son administration.

Mais si le sulfate de quinine est nuisible dans la fièvre jaune, les préparations de quinquina, au contraire, dans la seconde période de la maladie, adynamique ou typhoïde, sont d'un usage très avantageux.

Toutefois, ce serait compromettre la réputation d'un agent thérapeutique que d'en exagérer la vertu. Il ne faudrait pas faire de la précieuse écorce un spécifique de la fièvre jaune, comme on a voulu en faire un de la fièvre typhoïde. « Aux dyscrasies par intoxication du sang, dit Broca, ce n'est pas un médicament qu'il faut, c'est une médication. »

Le vin de champagne glacé, administré par cuillerées toutes les heures, seul ou associé à la créosote donne les résultats les plus avantageux. Les vomissements sont arrêtés et le malade recouvre un certain degré d'appétence qui permet de lui donner un peu de bouillon, ce qui est essentiel, si l'on veut éviter des convalescences longues et pénibles.

Quant à l'opium, nous ne le mentionnons que pour le proscrire d'une manière formelle. La plupart des malades que nous avons vus traités par les opiacés, même par la méthode endermique, sont tombés dans le marasme, et sont morts de faim, à un moment où, la fièvre complètement guérie, la seule indication à remplir était de les alimenter.

Un puissant agent thérapeutique, l'*hydrate de chloral*, est, à mon avis, appelé à jouer un grand rôle dans le traitement de la fièvre jaune. Souvent ce médicament a conjuré une issue fatale, dans les cas graves, alors que les traits décomposés du malade, la petitesse du pouls, le hoquet et le délire viennent se réunir comme autant d'avant-coureurs d'une mort imminente.

Les indications du chloral sont fournies par les symptômes et l'anatomie pathologique. D'après les expériences de Richardon, il a été admis par tous les médecins que le chloral se comporte vis-à-vis du sang comme un anti-septique. En outre, il agit d'une façon plus ou moins sensible sur la calorification. Du côté de la peau on observe une diaphorèse qui est en raison directe de la quantité de chloral ingéré, et tout médecin qui a étudié la fièvre jaune au lit du malade sait que le rétablissement des sécrétions est d'un bon augure.

On n'ignore pas combien il est essentiel de faire cesser l'insomnie dans les fièvres graves. C'est le seul moyen de procurer au malade un repos vraiment avantageux; grâce au chloral, le fiévreux n'use pas ses forces dans une insomnie persistante, et un sommeil identique au sommeil physiologique vient faire une heureuse diversion à ses inquiétudes et à ses appréhensions. En même temps, les douleurs musculaires qui le font si cruellement souffrir disparaissent, les membres cessent de se rétracter, et on peut prévenir les accidents ataxiques qui viennent si souvent compliquer les fièvres graves. Notons aussi que la chaleur fébrile est toujours tempérée quand le calme succède aux souffrances des malades.

A tous égards, le chloral est recommandable dans le traitement de la fièvre jaune. James Russell l'a expérimenté contre le typhus et n'a qu'à s'en louer ; Von Reichard de Riga a noté un fait intéressant : il a vu le chloral faire cesser les crampes des cholériques et arrêter complètement leurs vomissements. Quant à ces derniers, ils sont heureusement combattus dans la fièvre jaune par le même remède, quand l'estomac le tolère. Ogle a vu le typhus fever et la scarlatine amendés par le chloral, et il y a tout lieu de croire que quand les médecins auront fait pour la fièvre jaune les mêmes expériences que les savants que nous venons de citer ont faites pour les autres fièvres graves, ce médicament prendra la place qui lui revient à tant de titres dans la thérapeutique de la maladie qui nous occupe ici.

Toutefois la dose employée devra être calculée avec soin, car on a constaté après l'ingestion de doses excessives, au lieu du calme qu'il s'agissait de procurer au malade, un sommeil lourd, brusque, des tremblements musculaires, des troubles respiratoires, un pouls désordonné, des battements de cœur tumultueux, de l'insensibilité et la mort. Le chloral, comme tous les remèdes puissants, peut donc tuer quand il est manié par des mains imprudentes, et il est de la plus grande importance de tenir scrupuleusement compte de l'état du malade. En tout cas, il est bien moins dangereux que l'opium, que l'on emploie cependant souvent. L'hypnotisme chloralique n'a, en effet, aucune des incommodités qui résultent de l'ingestion des opiacés : accablement, sécheresse de la bouche, anovexie, etc...

Aux Etats-Unis, où les théories du professeur Hammond sont acceptées généralement, le chloral inspire des craintes exagérées à un grand nombre de médecins qui, on le conçoit, ne connaissant pas d'une manière précise les effets du chloral sur le cerveau, se sont abstenus d'employer ce médicament dans une maladie qui, comme la fièvre jaune, atteint profondément le système nerveux. Cependant, étant une fois admis, sur les preuves les plus évidentes, que l'hypnotisme chloralique est identique au sommeil physiologique, toutes les craintes doivent être dissipées de ce côté-là.

On a souvent répété que le chloral est *le poison du cœur*. Cela n'est vrai que quand ce médicament est administré à des doses excessives, et encore les accidents mortels ne sont-ils survenus qu'à la suite d'un long usage du médicament. C'est surtout en Angleterre et aux Etats-Unis qu'on a cité des cas de mort attribués au chloral. Les catastrophes sont au nombre de trente environ, et il est à noter que, chez tous ceux qui ont succombé, l'autopsie a relevé des lésions graves anciennes, telles que des dégénérescences ou des inflammations du cœur ou d'un autre organe important. D'autres fois on a vu la mort suivre l'ingestion du chloral uni à la morphine. Certains alcooliques ont aussi été victimes du chloral. Ce sont des faits qui méritent l'attention. Il y a-t-il un rapport de cause à effet entre l'alcoolisme ou l'union du chloral et de la morphine, et la mort qui a suivi son ingestion, c'est ce qui ne peut pas être décidé encore.

Le chloral, à dose simplement narcotique, a une action favorable sur la circulation dans la fièvre jaune, car d'après les observations très concluantes de Langlet, Demarquay, Bonchut, Liebreich, il amène toujours un ralentissement du pouls.

On a pu constater chez des malades soumis pendant plusieurs jours à la chloralisation un certain degré d'inertie de la vessie; mais cet accident n'est pas de nature à faire rejeter l'emploi d'un remède utile. En effet, à la période de la maladie à laquelle il doit être administré, le cathétérisme est presque toujours indispensable, et dans les cas où il y aurait absence complète d'urine, l'action du chloral sur la vessie deviendrait absolument nulle.

C'est surtout comme narcotique qu'il faut administrer le chloral dans la fièvre jaune. Il faut observer cependant qu'il est des cas d'agrypnie où il est impuissant à procurer le sommeil. Il devra être mis de côté, comme l'opium, quand il existe un état congestif très prononcé de l'encéphale. Dans ce cas là, on sait que ces deux médicaments excitent, au lieu de calmer. J'ai vu alors une saignée être suivie d'une grande amélioration dans l'état du malade; toutefois les pertes de

sang ont fait tant de victimes et exposent à de telles catastrophes, qu'il conviendra de s'adresser aux médicaments qui
décongestionnent les centres nerveux. Parmi ces derniers,
nous citerons seulement le bromure de potassium à la dose
de 1 gr. 50 centigrammes à 2 grammes, la digitale à la dose
de 50 à 75 centigrammes, ou l'aconitine à la dose de 1 à 3
milligrammes.

Souvent, on sera obligé d'administrer le chloral en lavement. Donné par la bouche, ce médicament peut n'être pas
toléré. Il produit une hypercrinie salivaire reflexe à laquelle
succède un sentiment de chaleur dans l'estomac, une douleur plus ou moins intense, et une révolte de l'organe qui
peut provoquer le vomissement. Du reste, administré en
lavement, le chloral agit d'une manière très efficace. Les
doses doivent varier entre 1 gramme et 2 grammes toutes les
heures jusqu'à ce que le malade soit endormi ou parfaitement calme.

Certains auteurs ont conseillé le camphre, mais je n'ai
jamais vu ce médicament mériter les éloges qui lui ont été
prodigués. Je n'en dirai pas autant des boissons acidulées
qui ont le grand avantage de flatter le goût des malades tout
en rendant leur soif plus supportable. Des frictions avec la
pulpe de citron qu'on laisse appliquée sur la peau amènent un
grand soulagement, et il faudra souvent recourir à ce moyen
très simple et très avantageux, à qui nous avons vu donner
les meilleurs résultats dans les mains du garde-malades à
Cuba.

L'aconit a été appliqué par plusieurs médecins au traitement des fièvres graves. Nous avons nous-même employé
et vu employer ce médicament contre la fièvre jaune, et dans
dans les cas légers, nous avons constaté ses bons effets.

La chaleur est tempérée d'une manière notable, le malaise,
les douleurs lombaires sont atténuées, et le pouls devient

moins fréquent. On sait que M. Teissier, professeur à la Faculté de médecine de Lyon, a fait de curieuses applications de l'aconit, et nous avons pu vérifier l'exactitude de ce fait énoncé par le savant professeur, que ce médicament amène l'élimination des principes morbides par la peau. Dans le traitement de la fièvre jaune, il est essentiel d'amener une forte diaphorèse, et l'aconit remplit très bien cette indication; en outre, il jouit d'un effet diurétique prononcé.

Le médecin toutefois devra se tenir en garde contre l'infidélité des préparations officinales. Souvent les différentes préparations d'aconit sont presque inertes; aussi se trouvera-t-on bien de n'employer que l'aconitine. Ce puissant alcaloïde sera administré après les premières évacuations intestinales, qui doivent être la base du traitement de la fièvre jaune, à la dose de un milligramme trois fois par jour.

Nous croyons avoir indiqué tous les moyens rationnels dont peut disposer le médecin pour guérir la fièvre jaune, ou au moins pour prêter un utile concours à la lutte que l'organisme soutient contre cette cruelle maladie; mais aucun de ces moyens ne doit être préconisé à l'exclusion des autres. « Il est, dit P.-Em. Chauffard dans ses *Principes de pathologie générale*, dans le choix des moyens thérapeutiques, des considérations délicates auxquelles se plaît le médecin qui sait faire de chaque cas une étude particulière, et qui, loin de s'abandonner à des habitudes routinières, décide du traitement sur les inspirations spéciales qu'éveille en lui l'individu malade. » Et avant Chauffard, l'illustre Trousseau avait dit : « On sait tout le bien que l'on fait avec les médicaments, tandis que l'on ignore plus souvent le mal qu'ils peuvent faire. » Qui ignore, en effet, combien l'emploi intempestif d'un médicament peut fausser le diagnostic ou augmenter les difficultés de sa précision ?... C'est de l'abus en thérapeutique qu'est née la fortune scandaleuse d'une doctrine médicale dont le néant n'est contesté par aucun esprit sérieux : l'homœopathie.

C'est au lit du malade surtout qu'il faut être opportuniste, afin de saisir les indications qui seront puisées dans l'état des malades, et non dans des vues théoriques. Le grand Sydenham avait adopté ces idées quand il écrivait : « Je n'ai pas honte d'avouer que, plusieurs fois, tandis que je soignais des fiévreux, lorsque ma conduite ne m'était pas indiquée d'une façon certaine, j'ai pensé qu'il valait mieux, pour moi comme pour le malade, me tenir provisoirement dans l'expectation. En effet, pendant que je surveillais la maladie, afin de l'évincer de la façon la plus opportune, tantôt la fièvre s'est dissipée peu à peu d'elle-même, tantôt elle a revêtu l'une de ses formes auxquelles je pensais opposer, en connaissance de cause, les armes nécessaires pour les vaincre. »

Ce n'est que quand l'expectation devient impuissante que l'art doit intervenir. Un médecin très distingué de la Nouvelle-Orléans, le docteur Déléry, cite deux cas de fièvre jaune qu'il a observés lui-même et qui prouvent la puissance de la nature. Il s'agit de deux femmes parvenues au dernier stade de la maladie, et présentant le tableau complet de l'agonie. Ces deux femmes ont cependant survécu, et le docteur Déléry ajoute que tous les remèdes administrés à ces deux malades avaient été vomis, comme si la nature avait voulu consacrer tous les droits qu'elle avait à la gloire de la guérison.

Ce n'est pas seulement la maladie qui demande toute l'attention et tout le talent du médecin : la convalescence devra être de sa part l'objet d'une étude toute spéciale. Son premier devoir est de soutenir les forces des convalescents : « *optimum medicamentum cibus opportunus*, » a dit Celse. C'est à l'expérimentation et à l'observation que les médecins doivent la certitude qu'ils ont aujourd'hui de la vérité de cet axiome. L'inanition amène les plus graves désordres, et M. Macotte, dans son étude sur *l'inanition dans les maladies aiguës*, a fait ressortir ce fait incontestable, que, dans le courant des fièvres, bien des symptômes qui sont mis sur le compte de

la maladie sont occasionnés par l'inanition. Tout le monde
a lu avec l'intérêt qu'il mérite, le travail que M. Becquel a
publié sur *le délire d'inanition*.

Dans la fièvre jaune, l'alimentation reste presque nulle, et
cependant l'affaiblissement du malade présente un danger
bien grand qu'il faut prévenir. Ce n'est pas une nourriture
illusoire qui doit être présentée au convalescent, il faut qu'il
soit fortifié, si le médecin ne veut pas s'exposer à le voir
mourir après que la fièvre sera guérie. Les malades atteints
de fièvre jaune et qui sont morts de faim sont assez nombreux, et nous en avons vu un certain nombre. J'ajouterai que le manque de nourriture a fait plus de victimes
que les abus que commettent certains convalescents, dont
les repas ne sont pas surveillés.

Terminons cette digression par ce tableau des conditions
de science et d'expérience que doit remplir un clinicien, que
nous empruntons à M. Hirtz : « Il faut qu'il connaisse à fond
la marche et le type des maladies ; que par une vigilance
incessante, armé de tous les moyens d'investigation, il en
surveille exactement l'évolution et puisse découvrir dès leur
naissance les perturbations et les complications qui doivent
appeler son intervention. Il faut qu'il connaisse mieux qu'un
autre les périodes d'ascension et de décours, les signes et
les époques des crises, les caractères pernicieux ou bénins
des fièvres ; en un mot, qu'il ait l'œil ouvert sur toutes les
éventualités qui peuvent d'un moment à l'autre le faire sor-
tir de son rôle de spectateur. Il faut, plus qu'un autre, qu'il
soit familiarisé avec le maniement et la virtualité des agents
hygiéniques et des moyens de la diététique, afin d'en obtenir tous les effets qu'il n'ose demander à la thérapeutique
usuelle. Il faut enfin, qu'en s'abstenant de toute intervention active, il soit pénétré de sa responsabilité et de sa fail-
libilité, afin de ne pas s'abstenir dans son abstention sys-
tématique, alors que les phases de la maladie imposent à sa
conscience un rôle plus déterminé. »

LYON. — IMPRIMERIE A. STORCK, RUE DE L'HOTEL-DE-VILLE, 78